西洋医を志す君たちに贈る漢方講義

魅力的な授業をするために

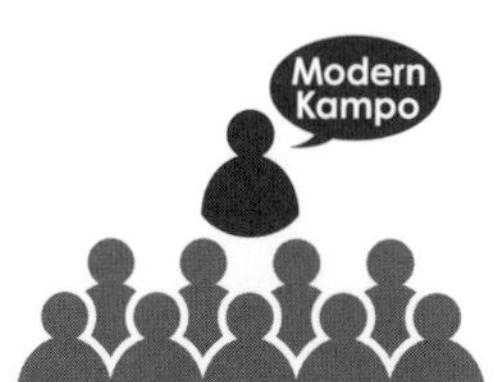

著
松田邦夫
日本東洋医学会元会長名誉会員
新見正則
帝京大学医学部外科 准教授

株式会社 新興医学出版社

Lectures on Modern Kampo for Medical Students

Masanori Niimi & Kunio Matsuda

SHINKOH IGAKU SHUPPAN CO. LTD., TOKYO.
Printed & bound in Japan

推薦の序

明治政府が医制を施行して、西洋医学のみを開業試験科目として以来、漢方医学の教育は表舞台から消えていた。平成十三年三月にモデル・コア・カリキュラムが公表され、その中の基本的診療知識の一項目に「和漢薬を概説できる」という項目が掲げられて以来、それまではごく一部の大学でしか行われていなかった漢方医学の教育が、ほぼすべての大学で、それも正課の一部として行われるようになった。

とはいえ、長年行われていなかった漢方医学の教育を始めるにあたって、教材の欠如、教育者の欠如など現場ではそれなりの混乱が生じた。教材は東洋医学会が制作した漢方医学入門などをはじめとする教科書がいくつか出版され、またカリキュラムの提案も学会主導でなされた。一方、教員に関しては、多くの大学では漢方に造詣のある教員の自主的貢献や、学外の医師で漢方に詳しい医師、学会の指導医などの協力を得て何とか開講することができたようである。しかし、これらの教員は、実のところ「学生に教えること」に関

88002-841 JCOPY

しては、十分な教育を受けておらず、Faculty Development（FD：教員教育）の必要性が叫ばれている。

このような状況で、「魅力的な授業をするために」と題された本書が出版されることは、誠に時宜を得た、ニーズにこたえたものと高く評価する。本書は、二つの章からなっており、第一章は私が最も尊敬する漢方医のおひとりの松田邦夫先生による漢方の魅力の話である。先生の語り口を彷彿とするようなタッチで、自伝と自験に基づく漢方の魅力が語られており、学習で最も大事なモチベーションの教育を伝授している。後半は、新見先生の元気の出る漢方授業のノウハウが存分に示されている。

二つとも、先生方のご講演を基にしたものであり、読むというよりお話しをうかがうという感じですぅーっと体の中に大事なことがしみ込んでいく本になっている。本書を漢方医学を若い学徒に教えておられる先生方に読んでいただき、ぜひとも魂のこもった授業をしていただく一助になれば幸いと思う。

平成二四年八月八日

東京大学医学教育国際協力研究センター
主任教授　北村　聖

漢方教育にかかわる先生方に

漢方医学は昔から現在まで多くの先輩医師の経験に基づく先人の知恵の結晶です。これらを絶やすことなく、将来につなげる担い手を育てていただきたいと願っております。

漢方医学は、古い歴史があります。長年の使用経験のなかで、有効なものだけが残ってきました。現在利用可能な漢方薬には大きな副作用はありません。かつては、一部の豊かな人だけが飲んでいた薬が、今ではエキス剤が作られ、便利に、しかも保険医療で使うことができます。エキス剤の薬理の研究も進んで来ました。これらが漢方薬が急速な普及をみた理由です。我が国で、医師が、西洋医学と漢方医学と両方の治療を同時に行うことができるのは、外国に比べて大変優れた制度です。

ただし、漢方医学は、長い歴史の中で培われた独特の考え方があります。それを理解し利用してこそ、治療効果を高めることができます。現代の医薬品を使いこなすために現代医学の知識が必要なことと全く同じです。

88002-841 JCOPY

漢方医学は奥が深いですが、初めから難しく考える必要はありません。基本的なことを踏まえて漢方薬を使えば良いのです。実際に使えば、効果が実感され、使用経験の積み重ねにより、使用技術は高まるでしょう。西洋医薬と漢方薬と両方を使うことのできる我が国の医療制度を活用できる人材を育ててゆくことが必要です。漢方教育にかかわる先生方に、漢方薬の効果的な使い方が出来る人材を育てていただきたいと思います。そのために本書が役立つことを信じております。

松田邦夫

はじめに

この本は二〇一一年十二月十七日に新宿で行われた講演会「医学教育のための漢方セミナー」の内容をまとめたものです。北村聖先生のオープニングリマークス、私の講演、そして松田邦夫先生の特別講演という構成でした。西洋医がどうやって医学教育の中で漢方を教えるかという疑問に対するヒントになればという思いで行った講演会です。そして西洋医が漢方を医学部の教育の中でどう教えるかという問題でお困りの先生が多くいることに気がつき、新興医学出版社より刊行することになりました。同社から出版されている拙著の「明日から本当に使える漢方薬シリーズ①②③」、「今日から本当にわかる漢方薬シリーズ①②」、「明日から本当に使える漢方薬番外編①②③」などで、漢方の魅力や長所、欠点を私の目線から精一杯語ってきました。その延長線上の本です。漢方に興味を持つ西洋医が医学教育に関わっていただく時に、幾ばくでもこの本が、この本の考え方が大学の授業でお役に立てば幸いです。

本書の使い方

本書は学生に漢方を教える立場になった先生方のために役に立つように書かれた本です。つまり西洋医学の臨床では専門医の先生や、基礎医学分野の先生方のための本です。この本を参考にしていただいて、それぞれの大学のコマ数や、他の授業内容とのバランスで、臨機応変に利用してください。お時間がない先生は、まず松田邦夫先生の特別講義、そして私の章の中の西洋医を志す学生を教える時の注意点、西洋医だからこそ教えられる点、の三章だけをお読みいただけると、この本の立ち位置がご理解いただけると思います。その後、この本の考え方に共感をいただき、これを参考にしてみようと思われれば他の部分を読んでください。そしてこの本よりももっと詳しいことを、モダン・カンポウの立ち位置でお知りになりたいと思われた時は、拙著の「本当に明日から使える漢方薬シリーズ」や「本当に今日からわかる漢方薬シリーズ」をお使いください。上記のシリーズはそのまま学生の教科書としてももちろん使用可能です。西洋医学の補完医療として保険適応漢方エキス剤を使用するというモダン・カンポウが、必修授業として日本全国の医学部で講義されることを切に願っています。

新見正則

目次

第一章……………松田邦夫

1. 漢方との出会い……………20
父に勧められて漢方……………20
漢方の師匠、大塚敬節先生……………21
患者への愛情と厳しさ……………24

2. 私の漢方勉強法……………26
古典を読め。あとは患者が教えてくれる……………26
漢方の存在を知ることのメリット……………27

3. 漢方診療の実際……………28
肺炎に真武湯《しんぶとう》……………28
慢性副鼻腔炎に人参湯合真武湯《にんじんとうごうしんぶとう》……………30

不眠症に桂枝茯苓丸《けいしぶくりょうがん》料……33
歩行困難に八味地黄丸《はちみじおうがん》……35
EDに大柴胡湯《だいさいことう》……38
むち打ち症に葛根湯加苓朮附湯合桂枝茯苓丸《かっこんとうかりょうじゅつぶとうごうけいしぶくりょうがん》……39
咽喉頭違和感……40
薬診（？）に黄連解毒湯《おうれんげどくとう》……41
腹痛に大建中湯《だいけんちゅうとう》……42
顔面発疹に当帰芍薬散《とうきしゃくやくさん》……43
歩くのが遅いに補中益気湯《ほちゅうえっきとう》……45
胸痛に当帰四逆加呉茱萸生姜湯《とうきしぎゃくかごしゅゆしょうきょうとう》……46
小児喘息に小柴胡湯合麻杏甘石湯《しょうさいことうごうまきょうかんせきとう》……47
副鼻腔炎に葛根湯加味方《かっこんとうかみほう》……48
口訣の面白さ：頭痛に釣藤散《ちょうとうさん》……49

4. 漢方医としての生き甲斐……51

第二章 ………… 新見正則

1. **魅力的な授業をするために** ………… 56
2. **西洋医を志す学生を教える時の注意点** ………… 61
仮想病理概念の羅列をしない ………… 61
自分が理解できることしか講義をしない ………… 62
自分の土俵で話す ………… 63
せめて講義では整合性を保とう ………… 64
漢方は保険医療だから意味がある ………… 64
日本の医師は漢方を処方できる ………… 65
保険適応エキス剤に限定する ………… 66
3. **西洋医だからこそ教えられる点** ………… 67
多くの学生は西洋医になりたいのだ ………… 67
まずは立派な西洋医になってもらおう（直球と変化球）………… 68
素直に自分の昔のイメージを語ろう ………… 68
西洋医学の限界を語る ………… 69

実際の症例を交え、西洋医として漢方の魅力を語る……………70
現代西洋医学が何よりも先にある……………70
華岡青洲は漢方の限界を知っていた……………71
漢方があると診療の幅が広がる……………72

4．必修授業は選択授業とは異なる……………73
必修授業はモダン・カンポウの立ち位置で……………74
漢方エキス剤とは何？……………74
何かあれば止める。これで安全……………75
フローチャートで処方可能。そしてそこそこ有効……………75
患者と一緒に探すことを楽しむ……………76

5．西洋医を志す学生が知っておくべき漢方の考え方……………78
森全体を治す。それしかできない……………78
サイエンスからは遠い。だからこそ補完医療には良い……………79
実は漢方はオーダーメード医療……………79
漢方は養生あってこそ……………80
現代社会のデジタル感で病気に？……………80

漢方の短所はそのまま漢方の魅力 …………… 81
6. 西洋医を志す学生が知っておくべき漢方とＥＢＭ …………… 83
大建中湯《だいけんちゅうとう》(100)の臨床研究 …………… 83
大建中湯《だいけんちゅうとう》(100)は山椒《さんしょう》より有効か …………… 84
漢方は西洋薬剤と同等の打率があるのか …………… 85
漢方の魅力を正しく伝えないと …………… 86
ＥＢＭはあった方がいいが…………… 87
漢方にＥＢＭは必要か？ …………… 88
7. 西洋医を志す学生が知っておくべき漢方とサイエンス …………… 90
アヘンとモルヒネ …………… 90
麻黄《まおう》とエフェドリン …………… 91
熊胆《ゆうたん》とアンプラーグ® …………… 92
六君子湯《りっくんしとう》㊸とヘプタメトキシフラボン …………… 93
8. 西洋医を志す学生が知っておくべき生薬 …………… 95
保険適応エキス製剤を構成する一一八生薬 …………… 95
生薬が読めると漢方も読める …………… 96

9. 西洋医を志す学生が知っておくべき漢方薬の名前……98
保険適応エキス製剤　一二八種……98
漢方薬が読めないとかっこ悪い……99
10. エキス製剤理解のためにまず葛根湯《かっこんとう》①……105
傷寒論に載っている……105
落語枕噺：葛根湯医者……105
一八〇〇年前のものが通用するのか……107
葛根湯《かっこんとう》①で足し算の叡智を納得しよう……108
11. 漢方の副作用……109
劇薬を使用した昔の話……109
瞑眩《めんげん》と副作用……110
甘草《かんぞう》による偽アルドステロン症……111
小柴胡湯《しょうさいことう》⑨による間質性肺炎……112
麻黄《まおう》による副作用……113
アレルギー反応……114
地黄《じおう》による胃腸障害……115

12. 漢方処方時の注意点 ……… 117
漢方では何でも起こり得る ……… 116
用量依存性がないことも ……… 117
乱暴な言い方をすれば何でも治る ……… 118
双方向に効く（中庸に持って行く） ……… 119
逆に悪化させることも ……… 120
生薬数が増えると効かなくなる ……… 121
匂いと味が大切 ……… 121
空腹時の内服が建前 ……… 122
13. 漢方理論は処方選択のために ……… 123
虚実 ……… 123
陰陽（寒熱） ……… 124
六病位（表裏） ……… 125
気血水 ……… 126
14. 漢方診察は経験が土台 ……… 128
いろいろな診察がある、そして人それぞれ ……… 128

88002-841 JCOPY

腹診……129
舌診……130
脈診……130
漢方診療の流れ……131
15. 覚えておくとよい十五処方……132
芍薬甘草湯《しゃくやくかんぞうとう》㊻……132
麻黄湯《まおうとう》㉗……133
桂枝湯《けいしとう》㊺……134
小柴胡湯《しょうさいことう》⑨……135
六君子湯《りっくんしとう》㊸……136
補中益気湯《ほちゅうえっきとう》㊶……136
四物湯《しもつとう》71……137
加味逍遙散《かみしょうようさん》㉔……137
当帰芍薬散《とうきしゃくやくさん》㉓……138
桂枝茯苓丸《けいしぶくりょうがん》㉕……138
五苓散《ごれいさん》⑰……139

真武湯《しんぶとう》㉚……139
黄連解毒湯《おうれんげどくとう》⑮……140
大黄甘草湯《だいおうかんぞうとう》㉞……140
八味地黄丸《はちみじおうがん》⑦……141
16. 簡単な漢方の歴史……142
17. 古典を覗いてみよう……145
古典の読み方・親しみ方……145
傷寒論……146
薬徴……148
類聚方広義……149
勿誤薬室方函口訣……150
18. 漢方の神髄の講義……152
伝統的漢方の講義……152
その前にアナログの再確認……153
矛盾は致し方ないと腑に落とす……154
そして漢方の神髄を専門家から伺おう……154

19. 漢方を体感しよう（実習）……156
実習……156
生薬を見よう、触ろう、嗅ごう、味わおう……157
漢方薬を煎じてみよう……158
20. 実際の授業構成例……159
八コマの必修講義の場合……160
四コマの必修講義の場合……162
二コマの必修講義の場合……163
一コマの必修講義の場合……163
実録　漢方授業……164
21. 国家試験予想問題……169

第一章

松田邦夫

1. 漢方との出会い

＊二〇一一年十二月十七日「医学教育のための漢方セミナー」での講演を臨場感そのままに書き起こしたものです。

父に勧められて漢方

ご紹介いただきました松田でございます。貴重なお時間をいただきましてお話しさせていただきます。今日お話し申し上げたいのは、私の今まで感じている漢方の魅力を少しお話しさせていただいて、何かのお役に立てばと思っております。

たいへん個人的なことで恐縮ですが、自己紹介を兼ねて申し上げますと、私が漢方の世界に入ったきっかけは私の父の勧めがあったからです。私の父は昔から漆工芸をやっておりました。私がアメリカから帰って五年ほどたったころ、相変わらず忙しい毎日を過ごしていましたが、そのときに父親が、「いつ教授になるんだ」と聞きました。そんなことを言われても、「百数十名の医局員の中で数えて三十番目ぐらいですから、すぐに見込みはない」そのような返事をしたように思います。

父は、「なにか一生懸命にやっているみたいだけれども、まだそんなものか。だいたい内科の医者なんて日本中に掃いて捨てるほどいる。医者のことはよくわからないけれども、何か特徴のある医者になったほうがいいのではないか。漢方をやったらどうか。内科も漢方も両方ともしっかりやったら、少しは特徴のある医者になるのではないか」と言いました。

父は芸大の教授を長い間やっていました。芸大は入るのもなかなかたいへんで、今でも狭き門ですが、芸大を出たからといって必ずしも芸術家としてちゃんと飯が食えるわけではない。世の中の人が価値を認めなければ何にもならない。それにはその人独自の特色を持つことである。そういうアドバイスというか忠告を受けて、それをきっかけに漢方をやってみようかということになりました。

漢方の師匠、大塚敬節先生

私の漢方の師匠は大塚敬節という、昭和の漢方復興の代表的な原動力になった先生ですが、一言でいうと「役に立つものは何でも使おう」何も別に漢方の専門医だから漢方だけというわけではないんですね。その一つの例として、私の親しい友人で大澤仲昭先生という方がいます。彼は私より一級下で研究室なども一緒だった関係で、現在まで特に親しくしていますが、当時大澤先生が「私は先生より先の弟子ですよ」と言われて、何のことかなと思いました。

食糧事情が悪かった学生のころ、名簿順に言うと大澤、その後に大塚先生の長男の大塚恭男ということで、そんな関係で親しかったようです。大澤先生が言うには、大塚が一度うちに来ないかということで行ってみたら、お父さんは漢方の医者だった。何の関心もなかったけれども、いろいろうまいものをごちそうしてくれる。それを目当てに行っていた。しかし、大塚先生のほうはせっかく来た優秀な医者だから、漢方を教えてやろうと思ったようです。「傷寒論」の講義を受けたけれども、「初めから終わりまで全然わかりませんでした」と彼は言っています。

それでも、ごちそうにつられて大塚医院に通っていたそうですが、あるときお父さんの敬節先生を少し困らせてやろうと思ったらしくて、「肺炎には何を使うんですか」と聞いた。漢方薬の何かの名前が出てくると思ったのでしょうね。そうしたら、大塚先生は言下に「それはペニシリンを使う」とおっしゃった。漢方薬の名前ではなくて、当時入手が極めて困難で、ようやく使われ始めた特効薬のペニシリンという名前が出てきたのが非常に驚きだったと、何年もたってから彼の口から聞きました。

大塚先生というのはそういう人ですが、一見気難しい人ですね。何か聞くと機嫌が悪い。本に書いてあることを聞くなということなんでしょうね。ですから結局、私も先生のところに四年通いましたが、最初の一日だけでだいたいどんな人かということがわかったので、あとはただ黙って診療を見ている。それが私の勉強の始まりでした。

しかし、一年たち二年たつうちにだんだん心を開いてくれて、先生のほうからお話されるようになりました。いつのころか忘れましたが、診療と読書は車の両輪で、どちらに傾いても車は真っすぐに進めない。漢方診療を一生懸命に勉強したければ、漢方の本も読めということなのでしょうね。特に先生が強調したのは「古典を読め。あとは患者が教えてくれる」昔の人の知恵を勉強しなさいということですね。ただ、その言葉のすぐあとに、「しかし古人はうそをつく。私の言ったこともそのまま信用する必要はない。試してみてよかったらやってごらん」と言われました。

ですから、古い本にもっともらしいことが書いてあっても、自分で追試してみて、なるほどと思ったらその範囲でそれをまねしてごらん、と。大塚先生は老大家としていろいろな人から、「先生はこう言った」とか、そういうことが当時から言われていましたが、自

88002-841 JCOPY

分自身の言葉でも、追試を経てその上でその範囲で信用してごらん、と。これが大塚先生の思い出としては特に強いですね。

患者への愛情と厳しさ

大塚先生は患者に対して非常に温かい気持ちの人でした。われわれ医者に対するよりも話をよく聞いて、穏やかに特に養生の話をしていました。あるとき先生の患者が、腎臓が悪い。それもかなり悪いんですが、テレビで専門の先生が「腎臓は治らない」と繰り返し力説したらしいんです。それはもちろんその通りなので間違いではないのですが、それを見て腎臓の悪い婦人が「こういう番組を見ました」と言って急に先生の前で泣き出してしまったんですね。

私はそばで見ていて、先生は何と言うかと興味を持って見ていたら、しばらく泣かせておく。その揚げ句に非常に静かな感じで、「ひびの入った茶碗も大切に使えば持つし、ひびの入らない茶碗もガチャガチャ使えば壊れる。あなたはひびが入った茶碗だけれども、大事にしていればまだまだ長命だよ。一病長命、無病短命と言うではないか」こうおっしゃいました。そうしたら、その患者は顔を上げて泣きやんで、「そうでしたね。ありがとうございます。これからも養生しますからよろしくお願いいたします」とにっこりして帰っていきました。

腎臓病は治らないというのは間違ってはいないのですが、そのときの先生の慰めのやり方というか、心からの患者に対する愛情がにじみ出ていたので、患者は素直に引き下がったのではないかと思います。

そうかと思うと、今でいうメタボの、どこかの重役タイプの人には、「たばこをやめなさい」と何回も言っていました。慢性気管支炎か何かですから、たばこをのむのは確かによくない。たびたびそう言っているんですが、やめない。そして何回目かのときに、「慢性病は生活の反応だから、生活を切り替えなければいけない。あんたのように酒は飲むし、忙しい生活はそのままというのでは治らない」少し声を荒げて「たばこをのんでいるのか。ばかだな」と言いました。

そのとき患者はむっとしたような顔をしました。それを見て、「腹が立つか。腹が立ったらたばこをやめなさい。体に悪いものを飲み食いしながら、薬で治そうとするのは本末転倒だ。私のほうも治そうと努力するから、あなたも治そうと努力しなければ駄目だ」と、非常に厳しい態度で言っていました。そのように、患者に対して優しい面を示すこともあるし、厳しい面を示すこともある。そういう先生でした。

2. 私の漢方勉強法

古典を読め。あとは患者が教えてくれる

私が当時、大塚先生のところへ行って漢方を勉強したときには、先生が直接言葉で言われたこともありますが、言葉ではなく教えられたことがむしろ多かったと思います。自己流は大成しない。まず定石を学ぶ。定石というのは、それまでの先人が臨床的効果を認めて、多くの人が第一選択、ファーストチョイスとする治療法であり、治療の王道です。まずそれを使ってみる。そして、ともかく実際に使ってみる。

当時、先生からテキストとして推薦されたのは、先生の「症候による漢方治療の実際」です。これはいろいろな症状で漢方治療の選び方を書いてあります。細かい丁寧な病人の

観察に基づく治療選択ですから、今でも役に立つと思います。それから「古典を読め。あとは患者が教えてくれる」というのは何回か言われました。先生のところへ四年間通って最後のときに、「これで定期的に伺うのは終わりになりますが、最後に何かお言葉をいただきたい」とお願いしたときにも言われた言葉でした。

漢方の存在を知ることのメリット

次は漢方の存在を知ることのメリットです。まず何といっても、西洋医学をしっかりと学ばなければならない。西洋医学を十分に修得した上で漢方を学ぶ。それによって西洋医学の限界、漢方の利用価値と限界を知ることができる。漢方の存在を知ることによって、西洋医学と漢方の両方からの幅広い治療手段を得ることができると思います。

例えばめまい、頭痛、のぼせ、ほてりといった訴えは、西洋医学の検査で異常がないとすると、当然異常なしと判断しておしまいです。これで患者さんが帰っていけばよいのですが、やはり患者さんは何か満たされない。不満が残ります。本当は医者のほうにも不満が残ると思いますが、こういったものでも漢方では治療手段があるということを、漢方の存在を知ることによって知るようになります。

3. 漢方診療の実際

肺炎に真武湯《しんぶとう》

ここからは私が経験した患者さんで、漢方の魅力を感じた症例を何人かご紹介いたします。これは古いんですね。一九六九年です。私が漢方を始めたころです。自分も飲みましたし、家族にも飲ませた。しかし、漢方を飲んでくれる人がいないんですね。誰か飲んでくれないかといつも探していました。たまたま家内の伯父が肺炎の危篤状態でした。主治医が「誰か会わせる人があったら早く会わせなさい」と言うので、家内の伯父さんに最後のあいさつに行こうということで行きました。

この方は、見たところは体格頑健、一言で言うとブルドッグみたいな方です。ブルドッグが寝ているような、ちょっとガッチリしていて、耳もちょっと遠いせいもあって、声もいつも大きい人ですが、風邪をこじらせて熱が下がらない。ポータブルでしたが、肺炎であると診断されていました。でも、当時一番いい治療ということで、ペニシリンの点滴を受けて、水枕をしていました。意識もちょっともうろうとしているし、赤みが失せて青くつやがない。

連れ合いの伯母が、診察してやってくれと言うので、いまさら診察してもしようがないと思いましたが、そばで話し掛けると、非常に小さな声ですし、鳥肌が立っている。だから、寒気がある。布団をちょっとまくって診察しようとすると、布団を引き寄せる。十何日熱が続いているのに、寒気ですね。呼吸困難のために息が速い。寝返りをする。バタンと寝返りをすると布団から手が出る。そうすると、すぐ引っ込める。意識がはっきりしていないのにすぐ引っ込めるというのは、寒気です。

熱が高くて、当然脈は相当速いはずです。ところが、多少は速いけれども、脈はそれほど速くない。むしろ遅いんですね。特に、蓄尿してあったんですが、尿は水のような色でした。熱が続いていれば、当然もっと色が濃くなるはずです。これはちょっとおかしいと思いました。

そのころは漢方の勉強を始めたばかりでしたが、真寒仮熱ということがあります。体表には熱がある。しかし、中のほうは冷えている。そういう考えを真寒仮熱と言います。外には熱があるけれども、中のほうはそうでもない。そういうときには脈はあまり速くはならない。熱が続いていても、水のような薄い尿が出る。それを思い浮かべて、高熱が続いているけれども中は冷えているのかなと思って、中を温める真武湯《しんぶとう》をあげました。意識ははっきりしませんが、吸いのみで飲ませた。

翌日、三十八度台の熱が四十度ぐらいになっていました。翌日もういっぺん行ったんですが、家内の伯母が騒いでいるんですね。「変な薬を飲ませたから熱が高くなった」と言っている。そうやって騒いでいる間に意識が戻ってきて、顔色がよくなった。「何か食べさせろ」と言うわけです。その日の夕方に声が出るようになって、だんだん元気が出てきて十日後に危機を脱して、それから九十四歳で亡くなるまで元気でした。これは漢方のそういう考え方をたまたま知っていたために、何とか助けることのできた最も古い例です。

慢性副鼻腔炎に人参湯合真武湯《にんじんとうごうしんぶとう》

そのころ私の母の従兄が、当時八十歳で、北海道のほうの大きな会社の会長をやっていましたが、これも肺炎で非常に危なかったんですね。北大病院に八十日間入院して、強力な抗生剤でようやく解熱して退院しました。ところが、すっかり痩せてしまって、見る影もなく衰弱している。全然食欲がないので、もちろん大学では胃腸の検査をしましたが、特別な変化はない。

そういうことで東京まで来られました。前は六十キログラムぐらいあった人が四十五キログラムと痩せている。奥さんも相当の年配の方でしたが、片手に杖、片方は奥さんという形でよろよろと入ってきて、声はしわがれてフラフラでした。暑い時期でしたが、足は非常に冷たい。尿の出も悪くて力がない。非常に衰弱しきった感じでした。

一応、型のごとく診察してみましたが、おなかはペコンとへこんでいて、みぞおちの辺りが硬い。ところが、下腹は全く力がない。これは小腹不仁であろう。小腹というのは下腹、そこに力がない。これは八味地黄丸《はちみじおうがん》の適応症ということになりますが、何分にも舌がツルツルで、何でも舌にしみるし、食欲が全然ない。だから、下腹に力がないから八味地《はちみじ》黄丸《おうがん》という定石は当てはまらない。何しろ衰弱が甚だしい。まず体力を回復させよう。食欲がないけれども、あまりに衰弱が激しいので六君子湯《りっくんしとう》もあげられない。そこで人参湯《にんじんとう》と真武湯《しんぶとう》をあげました。

二ヵ月後にまたやってきました。このときはすごく元気で、やはり奥さんが付いては来ましたが、一人ですたすたと入ってきて、顔色もいい。声も大きいんですね。体重はちょっとしか増えていませんでしたが、私が「ずいぶん元気そうになりましたね」と言い掛けたところが、大きな声で「あの薬は鼻にも効きますか」と言いました。

鼻が悪いなんて聞いていなかったんですが、この人は八十歳です。二十歳ごろから副鼻腔炎であった。だから、六十年来なんですが、十年ごとに耳鼻科の偉い先生の治療を受けてきた。なぜ十年かと言うと、十年もすれば医学は進歩するだろうと思って、十年ごとに北海道で一番有名な耳鼻科の先生にその都度診察をしてもらって治療を受けてきた。ですから、おそらく三十歳、四十歳と受けたのでしょうね。しかし、全然よくならない。いつとはなくやめてしまった。だから、診察を受けても鼻のことなんて言わない。すっかり諦めていたんですね。

それが今度の薬を飲んだら鼻がすっかりよくなった。体調がよくなったのはもちろん分かるんですが、本人は鼻のことばかり言うんですね。この方は結局、五ヵ月間人参湯合真武湯《にんじんとうごうしんぶとう》を飲んで終了しましたが、それ以後も元気でした。この方も九十歳ちょっと過ぎたぐらいで亡くなりましたが、亡くなってから奥さんがいっぺん会いたいと言われてお目にかかりました。北海道の岩見沢の人ですが、私が定期的に札幌へ行っていたものですから、札幌でお目にかかりました。

向こうがお礼の言葉を言われて、「その後も元気で」と言われたので、「鼻はどうでしたか」と聞きました。そうしたら、「そういえば、主人は亡くなるまで鼻はいつもスースー通っていると喜んでいました」と言われました。衰弱をよくしようと思ってあげた薬なのに、鼻がよくなってしまった。これは体調全体を改善したことで、間接的に副鼻腔炎がよくなったのではないかと思いますが、私が初期のころに驚いた症例の一つです。

不眠症に桂《けい》枝《し》茯《ぶく》苓《りょう》丸《がん》料

次は二十八歳の女性で、失恋後に不眠症になっていろいろな睡眠薬を飲んで、結局睡眠薬も効かなくなって困っていました。最初に診たら、目の周りが真っ黒でしたから、「あっ、パンダが来た」と思いました。当時、上野公園にパンダが来たりしてたぶんその連想でしたが、主訴は不眠です。その他に便秘をするとか、肩がこるとか、痔から出血するとか、いろいろ言っていましたが、何しろガッチリした人で、何気なく左の下腹を触ると非常に強い圧痛がある。ともかく不眠症である。

「私は漢方を始めたばかりです」と患者さんにみんな断っていますし、患者さんの前で漢方の本を何冊も何冊もひっくり返して「えーと、不眠、不眠」とやって、不眠に効きそうな漢方薬はと探していました。もういっぺん診察して、二週間ずつ不眠に効きそうな薬をあげましたが、効かない。そして三ヵ月、だから六処方を使いましたが、これも駄目、これも駄目とやって、三ヵ月たったときにとうとう使う薬がなくなりました。

もう来なくなってくれればいいなと思っていましたが、本人はよほど困っていたんでしょうね、本当にすがるような目つきでやってくる。仕方ないから型通りおなかを診たら、「痛い」と言う。私は軽く触っているのに手をはじき飛ばされて、私も何となくむっとしましたが、こんなに軽く触ってもこんなにひどく痛がる。左の下腹です。これはひょっとしたら漢方でいう瘀血《おけつ》というものかなと思いました。

私は漢方的な考え方を必ずしも信用していなかったんですが、瘀血《おけつ》には駆瘀血《くおけつ》剤がいい。こういう実証の人には代表的なのは桂枝茯苓丸《けいしぶくりょうがん》です。ところが、桂枝茯苓丸《けいしぶくりょうがん》のところを開いてみても、不眠症に効くとは書いてありません。逆に不眠症のところを見ても、桂枝《けいし》茯苓丸《ぶくりょうがん》という処方名が書いていない。しかし、他に使う薬がないものですから、今まで二週間ずつ出していたのを、今回は一週間だけ出しました。

一週間後に来ました。全然違うんです。本人の一週間後の話では、この薬を飲んで二日目に大量の子宮出血を起こした。あまりにひどいので産婦人科に駆け込んだ。出血は五日間続いた。ところが、この薬を飲んだ翌日、ちょうど出血の起きたころから眠れるようになって、今までずっと飲んでいた新薬の睡眠薬をすっかりやめてしまったけれども、よく眠れる。それだけではなくて、痔もよくなったし、便秘も肩こりもよくなった。

一週間でそんなことがあるのかなと思いましたが、一番変わったのは、前は目の周りが黒くなっていた、パンダというだけではなくて全体がどす黒かったんですが、それが色白になっている。失恋して眠れなくなったと言うけれども、結構美人だなと思いました。それは全くの余談ですが、結局この薬を四十日間飲んで、その後も順調に眠れるようになりました。これが、私が漢方の腹部診断法に目覚めたというか、瘀血《おけつ》というのもあまり荒唐無稽なものではないのではないかと考えるようになった最初の例です。

歩行困難に八味地黄丸《はちみじおうがん》

古い例ばかりで恐縮ですが、次は九十歳の男性です。横浜に住んでいて、すごくお金持ちの人でした。当時存命だった父に頼まれて、往診してやってくれということで行きました。行ってみたら、色の黒い小さな老人でした。どうしたのかと思って聞いてみたら、ここ数年来、足腰が弱って歩けなくなった。お金にあかせていろいろな治療をやった。漢方も鍼灸も、もちろん現代医学もやったけれども、全然効かない。どこでも「年のせいだ」と言われて腹を立てた。

九十歳ですから無理もないと思いますが、腰は痛いし、足の力がない。何しろ足に力が入らない。庭の散歩ができない。広い庭を持っていました。そのほか高血圧とか、いろいろありました。一応診察してみたら、臍の下のいわゆる臍下丹田の力が全然ありませんでした。これは八味地黄丸《はちみじおうがん》がよく効くと言われています。聞いてみたら、胃腸は丈夫で食欲はある。それではと思って、八味地黄丸《はちみじおうがん》に人参《にんじん》を加えた処方を書いて帰ってきました。診察の代金とか交通費に一切触れないので、また一ヵ月後に来てくれと言うから、そのときにまとめて払うのだろうと思いました。

一ヵ月後にもう一度行きました。劇的によくなって、腰の痛みもないし、足が丈夫になった。近所の散歩もできるようになった。私が「よかったですね」と言ったら、本人は「何がいいんだ。漢方がこんなに効くのだとは知らなかった」と言いました。漢方を飲んだと言っていたのになと思いましたが、「もっと早く飲んでいればよかった。それにしても高い。あまり飲めないじゃないか」と言うんですね。

私は思わず「一日分の薬価はどれぐらいですか」と聞きました。当時、保険が利かないから、「横浜の中華街であんたの処方通り薬を作ってもらった。一日百円だ。高くて飲めない」と。すごい大金持ちなんですが、そのあと「保険扱いをしないのはあんた方の怠慢だ」とおっしゃる。エキス製剤が保険適用になったのはそれから五年後です。

幕末漢方医である浅田宗伯《あさだそうはく》の言葉に、「巫《ふ》を信じて医を信ぜざるものと財を重うして命を軽くするものは、速やかに辞し去るべし」というのがあります。「巫」というのは巫女、新興宗教です。自分が重い病気になったときにお坊さんの言葉を医者の言葉よりも信用する人、あるいは「財を重うして命を軽くするものは、速やかに辞し去るべし」、自分の命よりもお金のほうが大事な人は治療しても治らないから、急いで逃げてこい。そういうことを弟子たちに書き残しています。

私はもっと早く読んでいればよかったと思いましたが、この二回目もこの人は一銭も払う気がない。「今度あんたはいつ来る?」と聞くから、「よくなったからもう来ません」と言ったら、「わしの娘、孫、いろいろ悪いのがいる。みんな呼んでおくから、また一ヵ月後に来てくれ」と言われましたが、それっきり行きませんでした。

この例はそういうちょっと変わった人でしたが、おなかの状態は漢方で言う腎虚です。それで八味地黄丸《はちみじおうがん》を使いました。これは漢方の常識を知っていれば何でもない例なんですが、この人はいろいろな治療をしても効かなかった。それだけに印象に残っている例です。

ＥＤに大柴胡湯《だいさいことう》

次の例は、ここ数年インポテンツというのがはやっていますが、本当に頑丈そうな人でした。大きな会社の秘書室勤務になって、いわゆる心労、ストレスが多かったんですね。たぶんそのせいで心因性のインポテンツになったのでしょうね。この方もいろいろな精力剤を飲んだらしいんですが、効かない。一応診察してみました。この方は多少太り気味ですが、上腹部ががっちり硬い。試しに少し体重をかけて押しても引っ込まない。もちろんちょっと痛そうな顔をします。これが漢方で言う胸脇苦満《きょうきょうくまん》です。

胸脇苦満には、それほど顕著な場合には大柴胡湯《だいさいことう》というのがファーストチョイスです。今までどんな精力剤を飲んでいたのか分かりませんが、おなかの所見からは大柴胡湯《だいさいことう》⑧がいいのではないかと思って、二週間あげました。二週間後には喜んでやってきて、入ってくるなり「先生」と言って両手で握手を求めてきました。その手が痛くて、今でもその握力を覚えていますが、その手をつかんだまま「先生、性欲が亢進して青年時代に戻ったようです」と非常に喜んでくれました。

当時はまだ大塚先生のところに行っていたんですが、先生は忙しいときでも診察中に時々居眠りをします。ぐだぐだしゃべっているのに対して静かにうなずいて、患者のしゃべるのが終わっても静かにうなずき続けている。「先生、疲れているんだな」と思っていました。そういうときに最近の非常によく効いた例をお話しすると、非常に喜んで目が輝く。そんなことでいくつかストックしておいたんですが、大塚先生に「インポテンツの人が二週間ですごくよくなりました」と勢い込んで話し始めたら、即座にさえぎられて「そんなことは当たり前だ」と一喝されました。

大塚先生は、古典にいくらでも書いてある常識であるということを言われたのだろうと今では思っていますが、インポテンツに何がいいか。本を読むといろいろなものが書いてありますが、この大柴胡湯《だいさいことう》というのは書いてありません。これは胸脇苦満が強いときに使う。たまたまこれがよかったんですが、漢方的な診察、おなかの見方というのは、結構おもしろいものだなと思った例の一つです。

むち打ち症に葛根湯《かっこんとう》加《か》苓朮《りょうじゅつ》附《ぶ》湯合《とうごう》桂枝《けいし》茯苓《ぶくりょう》丸《がん》

次はむち打ち症の方です。インドネシアでジープに乗って走っている時に穴に落ちてむち打ち症になって、現地で治らなくて帰ってきました。大学の脳外科で診てもらっても、要するにむち打ち症で治らないと言われた。その方に葛根湯《かっこんとう》の加味方、痛みが強いので苓《りょう》朮《じゅつ》附《ぶ》を入れて、むち打ち症なら内出血があるだろうと思って桂枝茯苓丸《けいしぶくりょうがん》を合わせたものを考案してあげました。非常によく効きました。半年かかりましたが、すっかりよくなって現地に戻っていきました。

これは、西洋医学で有名な先生に絶対に治らないと言われたのがよくなった例です。よくなったときに、最後にもう一度大学の同じ先生に診察を受けさせました。それは確認の意味でしたが、帰ってきて患者さんが「行ってきました」と言うから、「どうだった」と聞いたら、「先生はえらく不機嫌でした」と言っていました。この先生は治らないということを強調していたのがよくなったので、ご機嫌が悪かったようでした。

咽喉頭違和感

次は喉の詰まりです。心身症ですね。そういう場合に気のめぐりが悪いということで、漢方では半夏厚朴湯《はんげこうぼくとう》をよく使います。このとき私はニュージーランドでこの人を診て、手元に何も薬を持っていませんでした。喉が詰まって息苦しい。もちろん現地の最高の耳鼻科の先生に診てもらって、特に耳鼻科的に異常がないから気のせいだと言われていましたが、ますます息苦しくなって気分が落ち込んで、もう日本へ帰りたいと言っていました。

この方は商社の支店長の奥さんです。

私は半夏厚朴湯《はんげこうぼくとう》も何も持っていないので、「お手伝いさんを辞めさせなさい」と言いました。聞いてみたら、お手伝いさんが二人いて仕事を何でもやるんですね。このお手伝いさんを辞めさせて、自分で家事労働をやるようにということだけを言って帰ってきました。半年後にお礼状が届きましたが、すっかりよくなっていました。

江戸時代の漢方の医者で、大塚先生が最も尊敬している和田東郭《わだとうかく》という医者がいます。その人の本に、平穏無事な日が長く続くと気うつを患うことが多いということが書いてあります。今の例は使用人に全てを任せて気うつに陥ったのではないかと考えました。薬がないから、体を動かすことで気のめぐりをよくしようと考えて、幸いにうまくいった例です。漢方薬を使いませんでしたが、漢方の考え方を応用したわけです。

薬診（？）に黄連解毒湯《おうれんげどくとう》

次は、私の父が朝鮮人参をもらって飲んで薬疹を起こしました。ずいぶん長い間苦しみましたが、十一ヵ月たってようやくよくなりました。同級の皮膚科の先生に診てもらっていて、毎日ステロイド軟膏を塗りましたが、十一ヵ月かかりました。ところが十年後の八十歳のときに、教え子たちが何かいろいろ持ってきてくれた。朝鮮人参茶を持ってきてくれた人がいて、それを飲んでまたものすごい発疹が出ました。当時、別に住んでいた私が呼ばれて行ってみたら、見ているうちに体に赤い発疹がだんだん出てくる。前のときとよく似ていました。「また一年近く苦しむのか」と言ってしょんぼりしていました。

漢方薬で人参《にんじん》というのは温めます。父は漢方で言うと陽実症です。そういう人を温めるということはよくない。じゃあ冷やす薬ということで、黄連解毒湯《おうれんげどくとう》を飲ませました。翌日、朝目が覚めたときにはもうほとんど消えていて、その日のうちに発疹が全て消えました。朝鮮人参というのはもともと温熱薬または補剤です。だから、陽実症の人には飲ませてはいけないということになっています。この例で、漢方薬は冷やすとか温めるということがありますが、やはり臨床的に意味があるんだなということを自分の父親の例で感じました。

腹痛に大建中湯《だいけんちゅうとう》

次に家内の母親です。当時八十歳でした。三年前に一〇四歳で亡くなりました。ぼけましたが、ずっと元気でした。若いときから何回かおなかの手術をして、腸閉塞もやって、腹膜の癒着が相当あるのでしょうね、腹痛が持病でした。それから便秘です。しかし、下剤を飲んでもおなかが痛いばかりでうまく通らない。本人は諦めていました。

あるとき頼まれて診てみたら、おなかがガスで膨らんでいる。ポンポンとたたくと腸がムクムクと動く。これはおもしろかったですね。「ポンポン、入っていますか」とたたくと、ムクムクと動くんですね。これが大建中湯《だいけんちゅうとう》の腹症の一つです。これも大建中湯《だいけんちゅうとう》の典型例ですが、初めて診た例です。大建中湯《だいけんちゅうとう》のエキスを飲んで二週間で痛みが消えました。結局、三ヵ月飲んでやめましたが、生涯痛みは来ませんでした。

顔面発疹に当帰芍薬散《とうきしゃくやくさん》

次は顔面の湿疹です。石川県が私の両親の出身地で、そこからわざわざやってきた女性でした。大きなマスクで、濃いサングラスをしている。「どうしたんですか」と言ったら、顔中を隠していたマスクと眼鏡を取ったら、私は思わず「ああ、お岩さん」と思いました。顔の七割ぐらいがどす黒くブヨブヨして、すごい顔でした。かろうじて平然とした顔をしていましたが、これは大変だなと思いました。

聞いてみたら、皮膚科の先生がもう見放している。さらに聞いてみると、月経の前になると必ずこういうふうになる。月経が終わると少しずつよくなる。完全によくならないうちに次の月経が来ると、またこういうふうになる。これは月経に関連しているのだから、瘀血《おけつ》の腹症があるだろうと思っておなかを触ったけれども、痛がらない。

ただ、大塚先生が妊娠・出産のときに悪くなるのは当帰芍薬散《とうきしゃくやくさん》の適応症が多いということを書いています。私は、妊娠・出産および月経のとき、要するに広い意味の瘀血《おけつ》が関連しているときに、虚証の場合は当帰芍薬散《とうきしゃくやくさん》であると思っています。月経のときに悪くなる。それだけを頼りに当帰芍薬散《とうきしゃくやくさん》をあげたら、石川県の金沢でしたので、一ヵ月後に電話を掛けてきて、「今度も少し出ましたけれどもたいしたことはありません。また薬を送ってください」と言うので、同じ薬を送りました。

さらに一ヵ月後、ですから初診から二ヵ月後には全く出ない。「治ったからやめます」と言うから、そんな二ヵ月でと思いましたが、「じゃあ悪くなったらまたすぐ電話をしなさい」と言いました。それっきりよくなりました。ずいぶんたってから別の病気で来て、「その後どうだった?」と聞いたら「全然出ません」と言う。こういうのは日本の漢方では口訣《くけつ》と言いますが、それを参考に治療した例です。

歩くのが遅いに補中益気湯《ほちゅうえっきとう》

次は歩くのが遅いというある大学の医学部の教授です。ここ何年か歩くのが遅い、疲れやすいということで来ました。聞いてみたら、家内と競争していますと言うんですね。奥さんは背の低い人で、自分は歩くのが速かった。いつも一緒に歩くとさっと先へ行って、角を曲がるときに振り返って「おい、何をしているんだ。早く来い」と怒鳴りつけていました。ところが最近は、二人で歩くと家内はむきになって先へ行って、角を曲がるときに振り返って、「あんた、何をしているの」と人がいるときに大きな声で怒鳴ると言うんです。

私はそれを聞いて因果応報だなと思いましたが、そんなことは言えませんから、型の通り調べて、ともかく胃腸も悪くない。これは腎虚の一つではないかと思って、八味地黄丸《はちみじおうがん》を一ヵ月分あげました。かなりの自信を持ってあげた。一ヵ月後に来られたときに全く変わらない。この方は「漢方はそんな急には効かないでしょう。同じものでいいからもう一ヵ月ください」と言われて、うーんと思って考えました。

もう一度考えてみると、ただ足が遅いだけではなくて、非常に疲れやすい。だるい。さらに脈をもう一度よく診てみたら、脈が触れにくい。脈は難しくて私もよく分かりませんが、これは補中益気湯《ほちゅうえっきとう》ではないか。衰弱を治す薬です。特に疲れやすい。脈が見掛けより弱い。そのことから補中益気湯《ほちゅうえっきとう》を考えました。

この方も非常によくなってきました。初診から言うと三ヵ月後に、かなり速く歩けるようになって奥さんと「むきになってだいたいどっこいどっこいで歩いています」と言っていました。ついでにセックスのほうも非常によくなったと言うから、「それはよかったですね。奥さんも喜んでいるでしょう」と思わず言ったら、「いいえ、家内は関係ありません」と言われて、何のことかなと思いましたが、外見だけで判断できない症例がある。補剤というのはやはり面白い薬だなと思いました。

胸痛に当帰四逆加呉茱萸生姜湯《とうきしぎゃくかごしゅゆしょうきょうとう》

次は胸が痛い。胸が痛いけれども原因がはっきりしないんですね。胸と背中が非常に痛い。もちろんいろいろ調べています。結局ペインクリニックに行って治療を受けたけれども、どうも強い痛みが取れない。「この上は麻薬でも」と言われたけれども、麻薬は使いたくないということで来ました。

胸が痛いと言うんですが、もう一つこの方は足が非常に冷たい。脈も非常に触れにくい。

末梢循環が悪い。それで当帰四逆加呉茱萸生姜湯《とうきしぎゃくかごしゅゆしょうきょうとう》をあげました。一ヵ月後に体が非常に温まってきた。と同時に、あれほど頑固だった胸や背中の痛みが消えましたと言っていました。これも、一ヵ月ぐらいで本当によくなったのかなと思いましたが、二ヵ月後には本当によくなりました。この方は少し運動もしたほうがいいということで、プールで水中歩行などもしていました。もう一度よく考えると、「冷えると痛みは増悪する」と最初から言っていました。そういったことを参考に、温める薬を使って効いた例です。

小児喘息に小柴胡湯《しょうさいことう》合《ごう》麻杏甘石湯《まきょうかんせきとう》

次は小児喘息の例です。三歳のころからアトピーで、八歳から喘息となり、ずっと小児科の治療を受けています。この方には、咳喘息ですから麻杏甘石湯《まきょうかんせきとう》、風邪をひくとすぐ悪くなるということで小柴胡湯《しょうさいことう》ということで、この二つを合わせた合方というのは、私が咳喘息によく使う処方です。小学校へ行っていますから、次のときからはその方のおじいさんが薬を取りに来ました。二度目でしたか、このおじいさんが「あれを煎じた後、そのかすをもう一度煎じて二番煎じをわしが飲んでもいいですか」と言うから、「どうぞ」と言っておきました。

非常によく効いて、その子はまもなく喘息が出なくなりましたが、特に印象的だったのは、その冬、非常に風邪が流行しました。しかし、薬だけを取りに来るおじいさんが、「うちはじじばばと両親と孫たちでかなりの人数がいる。みんな倒れたけれども、漢方薬を飲んでいる八歳の孫とわしだけが風邪をひきません。おかげで慣れない手つきでわしが料理を作っております」と言われましたので、何か免疫系に影響があったのかなと思いました。小柴胡湯《しょうさいことう》ではよくそういうことがあります。煎じ薬というのはだいたい九割ぐらいはエキスが出るんですが、普通の時間では一割ぐらい成分が残ります。それをもう一度煎じるということで、祖父も体質がよくなったのかどうか。おもしろいと思いました。

副鼻腔炎に葛根湯加味方《かっこんとうかみほう》

次は副鼻腔炎です。これも小学校二年生女の子でした。幼稚園のときからの副鼻腔炎で、もちろん耳鼻科に行っている。この子には葛根湯加川芎辛夷《かっこんとうかせんきゅうしんい》を使いました。これは副鼻腔炎によく使われる処方です。あとは石膏《せっこう》、薏苡仁《よくいにん》を、炎症を取るために入れました。印象に残っているのは、半年後にそれまで頑固だった鼻詰まり、頭が重い、痛いというのはすっかりよくなりました。それと同時に学校の成績が抜群になって、それまでビリだったのがクラスで一番になって、担任の先生が驚いたそうです。

そしてある日、この子の同級生の母親がガヤガヤと数人来ました。「患者さんは？」と言ったら、「頭のよくなる薬をくれ」と言うんですね。「あれば私が飲みますよ」と言ってお帰りいただきましたが、副鼻腔炎がよくなって短期間のうちにこれほど学校の成績がよくなる。もともと頭のいい子だったのかもしれないと思っています。

口訣の面白さ：頭痛に釣藤散《ちょうとうさん》

次は、前に北里の部長をやっていたころ北里の外来であった症例です。当時はまだ壁が壊れる前のソ連の時代で、女医さんでした。もちろん向こうはロシア語しか話せないということで、通訳を介して診察しました。高血圧の治療中でいろいろ薬を飲んでいるけれども高い。それよりも頭痛がひどい。いつも早朝に激しい頭痛のために目が覚める。モスクワに脳神経専門の病院があって、そこは一流病院なんだそうですが、頭部血流異常と診断された。何のことですかね。そう診断されて降圧剤などを使っているけれども、血圧も下がらないし、頭痛が治らない。何しろ激しい頭痛で目が覚める。東洋医学の治療を受けるために来日したと言っていました。

言葉は通じなくても一応診察をすれば何かわかるかなと思って診察しましたが、この方は下腹に瘀血《おけつ》と思われる圧痛がある。血圧は何回か測ると一四〇／一〇四でしたが、何しろしかめっ面をして、おっかない顔をしていました。全体としてはこれだけでは処方が決まらない。瘀血《おけつ》があるかなという程度です。

そのときに思い出したのは、大塚先生が「釣藤散《ちょうとうさん》は早朝の頭痛に有効なことが多い」ということを書いています。じゃあ試してみようと思って釣藤散《ちょうとうさん》にして、最初は桂枝茯苓《けいしぶくりょう》丸《がん》を兼用にしました。二週間後に非常によくなったので、桂枝茯苓丸《けいしぶくりょうがん》はやめて釣藤散《ちょうとうさん》だけにしました。四週間後にすっかり頭痛がよくなって、二ヵ月半ぐらい滞在して帰っていきました。そのときには血圧も下がっていました。

これは後日談ですが、一年後にまた来ました。帰るときに三ヵ月分ぐらいこの釣藤散《ちょうとうさん》を持っていったんですが、その後ほとんど痛みはないけれども、もう一度診察してくれということで来ました。そのときも二～三ヵ月分の薬を持って帰りました。口訣《くけつ》というのは治療に役立つ処方選択のポイントとして昔の人がいろいろ言っています。しかし、現代の人でもこういうことで役に立つことがあります。

4. 漢方医としての生き甲斐

私は、漢方薬を最初は自分で飲む。飲んでくれる人がいないものですから、近親者に飲んでもらう。先ほどの症例はだいたいそんなところです。最初はやはり内科中心です。それがだんだんに他の科の人も診察するようになりました。やはりよくなれば患者さんも喜ぶ。患者さんの家族も喜ぶ。その喜びが大きければ、医師にもそれが伝わってきます。非常に気難しい人も、だんだん薬が効いてくると表情も柔らかくなって打ち解けてきます。そういう人と親しくなれたときも同様の喜びがあります。

私が漢方に入ったときは、内科系の患者を診るというつもりでした。他の外科とか、特に婦人科とか皮膚科とか耳鼻科とか、そういう患者さんは当然それぞれの専門のほうへ回していました。でも、自分から診る機会が増えてきました。今考えると、医療に携わる人は誰でも広い知識を常に追い求めることが大切ではないかと思います。実際に西洋医学のベテランの先生は漢方に興味を持つ人が多いですね。漢方独特の視点に興味を持つからではないかと思います。漢方には独特の世界があって、経験的に説明しようとする。それは臨床的に有用な場合が多い。

私が漢方の世界に入ったころは、漢方をやる人はあまりいませんでした。そんなときに大塚敬節という先生に会えたのはよかったなと思います。しかし、今年で開業して四十年になりますが、その間に治せなかった患者がたくさんいます。理解できない患者さんも多い。そういうときに、自分には治せないけれども誰かが治せるかもしれない。そういう考え方、あるいはもう少し勉強したら解決法があるのかなという気持ちもあります。

私自身は漢方を学ぶことによって、西洋医学と違う視点を持つことができてきたのではないかと思います。西洋医学の気づかない病態に気づくこともありますし、何しろ幅広い治療手段を得られる。それはこの医学を学ぶことの醍醐味ではないかと思います。ただ、漢方だけの専門にとどまったら、漢方のよさは消えると思っています。

漢方治療でいろいろな患者さんと長く付き合ってきました。特に漢方の患者さんというのは何十年も来られる方が多いですね。治療を通じて患者さんから教えられることもあります。患者さんがだんだん変わって、医者のほうも変わることが多いですね。いくつかの症例をご紹介しましたが、私も漢方の道に魅了されて今まで歩いてきました。かつて大塚先生が「患者が教えてくれるよ」と言われた言葉を実感しています。

漢方医学は昔から現在まで多くの先輩医師の経験に基づくもので、先人の知恵の結晶です。この先人の知恵の結晶を絶やすことなく、将来につなげる担い手に一人でも多くなっていただきたいと思っております。

第二章

新見正則

1. 魅力的な授業をするために

私が大学生の頃、三十年近く昔になりますが、コンピューターの選択授業がありました。なんとなく興味があり選びましたが、コンピューターのプログラミングのお話が膨大でまったく興味が湧きませんでした。その後、大学の基礎研究室に出入りしている頃に、手元で小さな機械を動かすと画面の中で矢印が移動するまったく目新しいコンピューターに出会いました。それがマッキントッシュでした。そして今や、ウインドウズでもマックでも誰もが、ちょっと興味があれば、実際に使いながら上達していきます。プログラミングなどはまったく知らなくても楽しくコンピューターが使用できます。そしてとても便利で私の日常生活にはなくてはならないものです。一方でシステムエンジニアを仕事とする人は当然にプログラミングを理解し、もっと詳しいことを知り、そして応用しているのでしょう。

　私にはそんな光景と、今の漢方の混沌とした光景がダブって映るのです。伝統的な漢方はプログラミングからしっかり勉強しなさいと言っているように思えます。漢方理論、漢方診療、そして古典を読めと。一方で私たち西洋医は、マックやウインドウズを使用する感覚で、もっとリラックスして保険適応漢方エキス剤を使用して、現代西洋医学で治らない訴えや症状に対処すればいいと思っています。そんな立ち位置でも漢方を処方できることを広めたいと思っています。伝統的漢方のように漢方理論や漢方診療を敢えて行わなくても良いとしていますので、適切な漢方処方に出会うまでに少々時間がかかるかもしれません。そんな欠点は患者と一緒に適切な漢方薬を探していくことで補えばいいのです。

　漢方は現代風に言うとオーダーメード医療です。それを漢方用語では「証」と言っています。証が合っていれば効く、合っていなければ効かないのです。しかし、最初から証と言われても当惑します。そこでオーダーメード的な群分けをしないである症状や訴えに処方し、比較的当たる順に並べると定石になります。それは「フローチャート漢方薬治療」（新興医学出版社刊）として出版し、アマゾンの「漢方薬」部門で一位になりました。また、検索機能や生薬・漢方薬解説も加えて同名のiPhoneアプリも作成しました。

　そんなモダン・カンポウの立ち位置を理解し、そして実際に使用し、そして漢方の有効性を体感し、一方で「あんまり当たらないな」と嘆くこともあります。そんな時に、漢方理論や漢方診療を勉強してみようかなとか、古典を読んでみようかなと思うのですね。昔の知恵を垣間見たくて。

漢方理論を勉強する時の注意点は、そのアナログ感です。我々が学ぶ現代西洋医学、特にここ最近の西洋医学はどんどんとデジタル化しています。そしてサイエンティフィックで、ロジカルで、ピンポイントです。一方で漢方はサイエンスからは遠く思え、論理的ではなく、ピンポイントには効きません。でもその短所が実は長所なのです。今の医学で治らない症状や訴えに同じ土俵で頑張っても限界があります。そこでまったく違う土俵が役に立つことがあるのですね。ピンポイントに治せないということは、致し方なく体全体を治しに行かざるを得なかったのです。そして、西洋薬は純物でピンポイントに有効ですが、漢方薬は純物を得る知恵はなく、生薬の足し算をするという別の発想で生薬の効果を増し、副作用を減らし、ある場合はまったく新しい作用を誘導しました。つまり、足し算の知恵です。ですからピンポイントではないのですね。でもその魅力は体全体を治せるということです。乱暴な言い方をすれば、何でも治る可能性があるということです。

さて、漢方の授業を行う上で、まず漢方薬が読めることが必要です。そのために生薬が読めるようになると、漢方薬も比較的簡単に読めるようになります。こんな基礎的なことから教える必要があります。

漢方薬は五〇〇〇種類、生薬は二〇〇〇種類あるとも言われます。授業では保険適応漢方エキス剤の名前が読めて、そしてそれらで使用されている生薬がある程度理解できていれば十分です。保険適応漢方エキス剤に絞って授業を進めると授業を行う方も、授業を受ける方もわかりやすいと思っています。

アナログの世界ではいろいろな理論が並立します。一つの理論が他の理論を論破することがデジタル世界のようには容易ではありません。つまりよほど間違っていない限りは、いろいろな理論が混沌として共存します。そのアナログ感を理解しないで、すべての漢方理論を網羅的に勉強しようと試みると一気に嫌気がさします。我々は漢方理論の研究者ではありません。処方選択の手段として、打率を上げるために漢方理論を学びたいのですね。ですから、処方選択の役に立つという視点から、理解しやすい漢方理論を手に入れます。どうも理解できないとか、納得できないものは、パスしましょう。良いとこ取りをすることが何より大切です。そして自分の中で陰陽虚実気血水などを自分の処方選択の役に立つように整理しましょう。そしてより良い説明に出会えば入れ替えればいいのです。くれぐれも頭からすべて理解しようと思い込むことは慎みましょう。

こんな立ち位置で、先生方の経験も加えながら学生に漢方を語る授業や実習を行えば、アナログ感満載の漢方でも整合性が保たれるため、西洋医にとって将来実用的な魅力ある漢方を語る授業になると思っています。

以上を詳しく、そしてわかりやすく、お話を進めていきます。

2. 西洋医を志す学生を教える時の注意点

仮想病理概念の羅列をしない

私が漢方に興味を持ち始めた頃、つまり勉強を始めようかなと思った頃、いろいろな本を読み、講演会に出席し、講演会のＤＶＤを視聴しました。その多くはまったくよくわからない概念の羅列でした。サイエンスが進歩していない頃に、症状と処方を結びつける手段を探したはずです。それが漢方の病理概念と考えていますが、理解しようとすればするほど現実から乖離していく自分の思考に悩み続けました。サイエンスに裏打ちされていない概念ですので仮想病理概念という言葉が私にはしっくりときました。そして、なるべく仮想病理概念を減らして理解することが最初はとっつきやすいとの結論に至りました。特に仮想病理概念から仮想病理概念を導かれると自分の頭が破綻していくような違和感を感じました。そして今でもその違和感を感じることがあります。現代西洋医学を学び、そして現代西洋医になりたい学生に仮想病理概念のようなアナログ感を押しつけると、たちまち授業には付いて来なくなります。講義ではなるべく仮想病理概念を減らすことを心がけることが肝要と感じています。

自分が理解できることしか講義をしない

この本を読んでいる方々は西洋医学での専門領域をお持ちの先生方でしょう。そしてご自身の経験から漢方の有効性を体感し、そしてなぜか漢方を教える立場に、教えなければならない立場に立たされた先生方と思っています。講義では漢方の専門家を気取る必要はないと思っています。むしろ、西洋医学の専門医としてのプライドを持って、漢方の魅力を語ることが大切で、学生にも共感を持たれると思っています。学生は敏感です。サイエンスの感覚満載です。理屈から外れると質問が矢のように飛んできます。漢方の専門書を教科書にすることも問題ありませんが、それは教える先生方が、せめて自分の頭の中だけでは、理解できていることが必要です。何となくしか理解していない、腑に落ちないけれども、この教科書としている本に書いてあるから講義をしておこうという姿勢は学生には敏感に伝わります。ご自身が理解できていることだけを講義するという当たり前の立ち位置が、楽しい授業を生みます。

自分の土俵で話す

私たちは漢方だけの専門医ではありません。西洋医学のある領域の専門医が、漢方に興味を持って、そして講義をしているのです。先生方の、自分の西洋医の土俵で授業をすることが大切です。なぜ先生方ご自身が漢方の必要性を感じたのか、有効性を体感したのか、そんな体験をまず語ることは学生の共感を生みます。学生は実際の臨床で漢方薬を使用し、そして患者を治すという実体験ができません。漢方が胡散臭いと思っている先生方が、漢方にはまる一つのパターンが、この西洋医学で困っている患者に漢方が著効した例に出会うことですね。実体験ができない学生だからこそ、先生方の実体験を切々と語ることは意味があるのです。

せめて講義では整合性を保とう

現代西洋医学はサイエンティフィックで、ロジカルで、ピンポイントでスマートに見えます。一方で、漢方医学はサイエンスからは遠く、論理的ではなく、漠然と全体に効き、なんとなく胡散臭く映ります。だからこそ授業では、せめて整合性を保つ努力をしましょう。自分自身の中で整合性を保てないものを講義してもどつぼにはまるだけです。そして誤魔化しているなと思いながら講義を続けると、自分自身の論理矛盾に気付いたりします。最初からなかなかすべての整合性を保つことは無理があります。私は学生にも先生方にも沢山の講義をしますが、その中で自分が話したことに、突然整合性がないことに気が付くことがあります。そんな経験を経て、整合性が保てるように理論構築を組み直すことがまた勉強になります。最初からすべて整合性を保てというのではありません。整合性が保てるように努力をし続けることが、アナログ感満載の漢方の世界では必要だということです。

漢方は保険医療だから意味がある

西洋医学の補完医療として漢方薬を使用して対処することを『モダン・カンポウ』とし

て普及させようと思っています。漢方薬は保険適応漢方エキス剤を使用します。補完医療であれば、漢方に限らず、日本全国に、東南アジアに、世界各地にさまざまな補完医療があるはずです。なぜ漢方なのでしょうか。それは漢方薬が保険適応だからです。日本の西洋医は漢方薬を健康保険で使用できるからこそ、漢方を学生のうちから知っておく必要があるのです。

日本の医師は漢方を処方できる

日常臨床で漢方薬が処方されている風景は、今や怪しいものではなくなりました。漢方嫌いの先生方でも、漢方薬が保険適応できることはご存じです。でも実はこれは日本だけの光景なのです。中国も韓国も西洋医と漢方医は大学から教育システムが異なります。つまり日本の医師は、当然に西洋医ですが、漢方を処方しようと心に決めた日から、漢方を当たり前のように使用できるのです。だからこそ、学生には必修授業で漢方の魅力を語っておく必要があるのです。

保険適応エキス剤に限定する

日本の医師が保険で使用できるからこそ、漢方は西洋医学の補完医療として最も大切なのです。学生に漢方の講義をするのであれば、保険適応の漢方エキス剤に限ることが説明や解説を加える上で簡単です。実は煎じ薬も保険が利きますが、煩雑ですので、西洋医学の補完医療として漢方薬を使用するというモダン・カンポウの立ち位置では、保険適応漢方エキス剤に的を絞れば必要十分と思っています。煎じ薬の種類は数千種類近くはあると言われています。そんなものを最初から授業ですべて網羅的に理解させること自体が馬鹿げています。まずは約一五〇ある保険適応漢方エキス剤だけとして、かつその中から、より必要なものに絞って説明すればよいと思っています。

3. 西洋医だからこそ教えられる点

多くの学生は西洋医になりたいのだ

西洋医学の医師ではなく純粋な漢方医になりたいと希望する学生は極わずかです。多くの学生は西洋医学を学び、西洋医になりたいのです。そしてその診療の中に必要であれば漢方も勉強するでしょう。西洋医として将来的に漢方が有益で、自分の西洋医学の臨床に役に立つことをメッセージとして送ればよいのです。

まずは立派な西洋医になってもらおう（直球と変化球）

もしも純粋な漢方医になりたいという学生がいても、私はまず立派な西洋医になりなさいと指導しています。西洋医学は直球、漢方は変化球と説明します。卒業して進むべき診療科を決めて、沢山勉強しなさい。つまり直球の威力を増すように精進努力しなさいと激励します。そして一言追加します。どんなに素晴らしい直球が投げられるようになっても、打たれることがあるよ。そんな時に漢方という変化球を身につけると楽しいよと。つまり西洋医学を知らない漢方医が、「ある症状にある漢方が効いた、効いた」と言っても、簡単な直球で三振にとれる相手だったかもしれませんね。西洋医学を究めた先生方が、「いろいろ困ったけれども、漢方のお陰で病気や症状が治った、患者さんが楽になった」と言うことに意味があるのですね。

素直に自分の昔のイメージを語ろう

私は授業や講義で、素直に自分の昔の漢方に対するイメージを語っています。「妖怪のように感じていた」ということです。好き嫌いの範疇の外といった意味ですね。でも何となく魔力を持っているようには思うけれども、交わりたくはないなといったイメージも含んでいます。そんな自分が、今は漢方を啓蒙する立場になったストーリーが学生には受けるのですね。それは私と同じようなイメージを多くの学生が直感的に持っているからです。最初から漢方は素晴らしい、素晴らしいと連呼しても、それは絵空事のように映るのですね。

西洋医学の限界を語る

漢方に興味を持つ先生方は、臨床が好きな先生が大多数です。患者と相対する臨床が嫌いな先生は自分の対処できる領域だけに集中し、それ以外の患者は極論すれば無視すればよいのですね。他の医師の担当領域ですから。そんな自分の限界を感じた時に、自分で対処してみようと思うと、漢方が一つの選択肢になります。そんな先生方の西洋医としての限界を素直に学生に伝えることも共感につながると思います。学生は今学んでいる西洋医学が万能だと思っています。私も学生時代から、そしてその後しばらく医師としても、西洋医学は万能で、西洋医学で治療できないものは、残念ながら致し方ないと思っていました。そんな固定観念が漢方と出会って消えたのです。漢方もそこそこ有効で、患者は本当

88002-841 JCOPY

に感謝をするものだと思えたのです。

実際の症例を交え、西洋医として漢方の魅力を語る

漢方医が漢方の魅力を語っても、西洋医学を志す学生にはあまり面白味がありません。西洋医学を極めた先生方が漢方の魅力を語ることに意味があります。臨床に携わる医師が漢方の著効例に出会うと、漢方に対する考え方が一八〇度変わることがあります。一方で、自分で困った経験がない、漢方を処方する機会もない学生が、漢方の魅力を感じることは実はとても難しいのですね。漢方は臨床で使用してどんどん上達をします。そんな臨床経験を伴うことができない学生に漢方の魅力を少しでも伝えるには、実際の症例を交えることが何より有効と思っています。

現代西洋医学が何よりも先にある

学生に漢方を教える時の立ち位置は、「現代西洋医学が何よりも先にある」ということです。これをわきまえれば、漢方を使用してみることに全く問題はありません。現代西洋

医学で病気ではないと言われている、現代西洋医学で大分良くなったが、もっと良くなりたい、現代西洋医学では治らないと言われた、といった現代西洋医学でにっちもさっちもいかない状態の時に、漢方という選択肢が登場します。それが漢方の必要性を理解してもらうには十分な情報なのです。

華岡青洲は漢方の限界を知っていた

漢方ファンの先生が、華岡青洲《はなおかせいしゅう》の自慢をすることがあります。それを聞いて私はちょっと違うのではと穿った見方をいつもしてしまいます。華岡青洲は漢方を究めたのです。今でも保険適応エキス剤として使用されている十味敗毒湯《じゅうみはいどくとう》⑥は華岡青洲が作ったものと言われています。漢方ですべてが治るのであれば、華岡青洲は通仙散《つうせんさん》を使用して全身麻酔を行って乳がんの摘出手術をする必要がなかったはずです。華岡青洲こそ漢方の限界を知っていたから、外科的治療を模索したのでしょう。がんを漢方薬だけで治したいという患者が全国から私の外来に来ます。そんな時に「漢方薬でがんが治れば、華岡青洲は乳がんの手術をする必要はなかったですよね」とわかりやすく説明すると腑に落ちる人がほとんどです。

漢方があると診療の幅が広がる

西洋医学は直球で漢方は変化球です。変化球があると投球の幅が広がりますね。臨床でも漢方薬を手にすると、臨床の幅が広がります。西洋医学では専門領域を決めます。その専門領域でのプロを目指すのです。一方で漢方には特別な専門領域分けはありません。昔はどんな疾患も漢方で治療しようと試みたのでしょうから。ですから、漢方を処方できるようになると、総合臨床医になれるということが楽しく、魅力的です。それも現代医学の先生では治せなかったものを治せる可能性があるということです。漢方があると診療の幅が広がるのですね。

4. 必修授業は選択授業とは異なる

授業を行うにしても必修授業と選択授業では教える内容は当然に差異が生じます。必修授業であれば、西洋医である以上、当然に覚えておいてもらいたいことを教えるべきです。一方で、選択授業であれば、最低限の必要な知識以上の、ある意味、専門的な講義も意味をなします。必修授業と選択授業を分けて考えましょう。必修授業では、教える立ち位置はモダン・カンポウです。極論すれば、漢方理論や漢方診療を行わなくても処方可能で、そこそこ有効である方法を伝えれば十分と思います。選択授業では、漢方理論や漢方診療の領域まで教えることもある程度許されると考えます。

必修授業はモダン・カンポウの立ち位置で

学生への講義はまずモダン・カンポウの立ち位置で行います。西洋医が補完医療として保険適応漢方エキス剤を使用するということです。これができるだけで必修授業の内容としては必要十分と思っています。

漢方エキス剤とは何？

まず煎じ薬の作成方法です。約六〇〇ミリリットルのお水に定められた生薬の一日分の分量を入れます。そして約三〇〇ミリリットルになるまで煎じて、そして滓を捨てて、一日二～三回内服します。つまり毎日煎じる必要があります。そして処方する時は、一日分ごとに袋に入れて処方するのです。では、次にエキス剤の製造方法です。煎じ薬と同じですが、ツムラの工場では、六トンの水に約五〇〇キログラム近い生薬を入れ、どんどんと煮詰めていきます。そして賦形剤である乳糖と混ぜて粉にします。それをパッケージにするのです。つまり乾燥した乳糖に漢方薬のエキスが付いている形です。ですから、患者には「インスタントコーヒーのようなものですよ。お湯に溶かすと煎じ薬に近いものになります」と説明しています。

何かあれば止める。これで安全

では、どうやって学生に漢方を知ってもらい、将来使用してもらうのでしょうか。それはまずリラックスして処方して問題ないことを理解してもらうことです。保険適応漢方エキス剤に限れば、一包飲んで死亡することはありません。数日飲んで死亡することもありません。妊娠を知らずに飲み続けて流産した報告もありません。基本的に安全です。何か起こる状況は、医師も患者も「漢方に副作用があるはずがない」と誤解している時です。「何か起これば中止」という当たり前のことを実行するだけで安全に処方できます。

フローチャートで処方可能。そしてそこそこ有効

基本的に一番安全な部類に属する薬剤にて、気楽に処方しましょう。漢方は基本的にはオーダーメード医療です。個人差を反映して処方します。その個人差の決定がアナログ的です。そうであれば、個人差をある程度無視して、処方した場合に有効であろう順番で順

次処方すればいいことです。それがフローチャートになるのですね。そしてそこそこ有効です。西洋医学の補完医療として漢方を使用するのであれば、そこそこでも有効であれば十分ですね。そこそこということは最初から有効な漢方薬に当たる確率が十分に高くないということです。その欠点は処方を順次変更していくこと、処方に診断させながら進めることで解決できます。現代西洋医学で困っている患者に少々遠回りをしても決して叱られません。処置する方法がなくて困っている時の救済手段ですので。

漢方の有効性とは、つまり、

そこそこ有効×いろいろな処方＝結構有効

というイメージです。

患者と一緒に探すことを楽しむ

つまり、考え方を変えれば良いのです。現代西洋医学では処方の決定権は基本的に医療サイドにあります。現代医学的な検査をして、その結果を医療サイドが握っていますので、患者が何を訴えようが、医療サイドの決定が合理的で正しいことが大多数です。心窩部痛があり、胃内視鏡検査を施行し、胃がん、良性胃潰瘍、ピロリ菌感染、胃には病変なく心身症的なものなどと診断が可能です。患者に「胃がんだと思うから手術をしてくれ」と懇願されても、良性胃潰瘍であれば、内服治療を行いましょうという治療戦略になります。つまり西洋医学では患者の訴えはある程度以上は情報源にはならなくなります。西洋医学的病名が決定されるとそれ以上の情報は不要となります。ところが、西洋医学的病名という仲人が存在しない昔の知恵では、患者の訴えが基本的に最優先されます。患者が良くなったと言えば良くなったのでしょうし、患者が悪くなったと言えば悪くなったと理解せざるを得ません。どこまでも患者の訴えが優先されます。ある意味、しっかりと話を聞いてくれる医師として好印象を持たれるのです。現代医学的病名が存在しなかった時代の致し方ない方法も、今の医療に限界を感じる時には有効ですね。患者と一緒に適切な薬を探すというある意味当たり前で、ある意味現代医学ではあまり重要とされないことを、淡々と行うことで処方選択を進めていけば解決の道が見えてくるのです。それが楽しい臨床につながるのです。

88002-841 JCOPY

5. 西洋医を志す学生が知っておくべき漢方の考え方

森全体を治す。それしかできない

漢方は現代西洋医学が出現する前の知恵です。現代西洋医学はサイエンティフィックで、ロジカルで、ピンポイントで本当にスマートな治療です。そんなピンポイントの治療ができる前は、致し方なく体全体を診て、体全体を治す方法しかなかったのです。そんな限られた方法のなかで行う治療方法が、現代医学的に限界がある時には有益であることは十分に理解可能です。そんな一見短所と思われることが実は長所として働くからこそ漢方は魅力的と思っています。

サイエンスからは遠い。だからこそ補完医療には良い

現代西洋医学のサイエンスでは治らなかった、ある程度治ったがもっと良くなりたい、または病気の範疇には入らない。そんな時に現代医学的なサイエンスの知恵を利用しない漢方では、対処する方法がいくらでもあるのですね。サイエンスの土俵で限界がある時に、それ以上にいくらサイエンスで頑張っても無理ですね。切り口を変える、考え方を変えることが何より有効と思っています。そんな時の一つの選択肢が、そして保険適応の選択肢が漢方薬です。だからこそ補完医療にはもってこいなのです。

実は漢方はオーダーメード医療

漢方処方で有効な薬剤に出会うための確率を上げるには、漢方理論を使用します。例えば虚実とは体格です。体格によって有効な漢方薬が異なることがあるという経験知です。つまり漢方ではアナログ的ないろいろな仮想病理概念を使用して、多数の経験知をできる限り、わかりやすく効率が良いものに表現しようとしたのです。今はやりのオーダーメード医療やテーラーメード医療という考え方がむしろ漢方の考え方です。

漢方は養生あってこそ

漢方は昔の知恵です。すべてを漢方薬で治そうとは思っていないのですね。大切なことは漢方は養生の一つということです。現代風に言えば、痩せる漢方薬をくれと言っても、そんなものはないのですね。コマーシャル的には防風通聖散《ぼうふうつうしょうさん》㉜が痩せる漢方としては最も売れていますが、防風通聖散《ぼうふうつうしょうさん》㉜を飲んだだけで痩せた人を外来ではほとんど見ません。日常生活に介入しないからです。しっかりとした食生活の管理と適切な運動を行った上でこそ漢方薬の出番と思っています。そんな考え方は現代西洋医学にはあまりありません。何でも食べたい、でも痩せるような夢の新薬を、しのぎを削って開発しているのです。そんな薬が出れば製薬会社は大喜びですから。穿った見方をする私としては、人間は強欲だから、そんな夢の薬が出ても、人間はもっと食べるから、やっぱり痩せないのではと思ってしまいます。薬は養生を伴ってこそというのが、やはり正しいように感じます。

現代社会のデジタル感で病気に？

デジタル感覚満載な現代社会、そして現代医療です。むしろ、検診のデジタル的な結果で病気のようになっている人もいます。どこの調子が悪いのですかと聞くと、検診でこの数字が悪くて…といったことです。体調はどうですかと尋ねると、体調はすごくいいと言うのですね。こんな患者をみるとデジタル的医療が患者を作り出しているのではと思ってしまいます。正常値は多くの人が入る目安で、それを少々踏み越えても異常ではありませんね。

反対に正常値内にあっても、それだけで問題がないとは言いきれませんね。本人は自分の体に敏感になって、何だか最近調子が悪いと思っています。でも人間ドックや検診で正常範囲と言われると、体調不良を感じ取っていながら問題ないと錯覚して無理を重ねるということです。デジタルでは白黒がはっきりしています。アナログではグレーがあります。このグレーの感覚が日常臨床では大切と思っています。自分の体に敏感になって、グレーの時に、適切な日常生活の改善や服薬指導を行うことこそ、これからの我々に必要な医療とも思います。

漢方の短所はそのまま漢方の魅力

漢方のアナログ感、サイエンスから遠い時代の知恵、現代的論理では理解できないような胡散臭さ、そんな漢方の短所はそのまま認めた方がいいと思っています。現代西洋医学の向こうを張るための漢方ではありません。モダン・カンポウは現代西洋医学の補完医療です。だからこそ、現代西洋医学の延長線上にいないこと、同じ土俵にいないことが役に立つと思っています。短所をむしろ長所にしていくことが、我々西洋医にできることではないでしょうか。

6. 西洋医を志す学生が知っておくべき漢方とEBM

大建中湯《だいけんちゅうとう》⑩の臨床研究

大建中湯《だいけんちゅうとう》⑩は最も売れている保険適応漢方エキス剤です。消化器外科領域では手術後の腸管運動の促進のために使用されています。そして手術後の患者への臨床研究なども行われています。一般臨床医に漢方の普及啓蒙になれば素晴らしいことと思っています。私が漢方に見向きもしていない頃、二〇年も前になりますが、実は私も手術後の患者に結構大建中湯《だいけんちゅうとう》⑩を使用していました。しかし、まったく漢方好きにはなりませんでした。漢方薬という認識で使用したのではなく、西洋薬の延長のような感覚で、何故だか漢字四文字の薬を使うことがあるのだなといった印象で使用していました。その結果は、大建中《だいけんちゅう》湯《とう》⑩は使用したが、漢方の魅力を理解することも、他の漢方薬を使用しようと思ったこともありませんでした。つまり、大建中湯《だいけんちゅうとう》⑩を西洋医学の立場で使用することは、大建中《だいけんちゅう》湯《とう》⑩の普及にはなりますが、漢方の普及啓蒙にはならないということです。少なくとも私の人生において大建中湯《だいけんちゅうとう》⑩は漢方の入門の機会にはならなかったのです。大建中湯《だいけんちゅうとう》⑩の臨床研究は本邦以外にアメリカでも行われています。あるエンドポイントに対してプラセボ薬に比べて有意差が出れば素晴らしいことと思いますが、私にとってはもしも有意差が出なくても大建中湯《だいけんちゅうとう》⑩の価値が低下することはありません。漢方的に大建中湯《だいけんちゅうとう》⑩を理解しているからです。西洋医学と同じ土俵で勝負しようという考え方であれば、当然RCTで有意差が出ないと信じられません。

大建中湯《だいけんちゅうとう》⑩は山椒《さんしょう》より有効か

もしも臨床研究で大建中湯《だいけんちゅうとう》⑩がプラセボと比べて有効であると結論された時に喜んでばかりはいられません。大建中湯《だいけんちゅうとう》⑩は山椒《さんしょう》、人参《にんじん》、乾姜《かんきょう》と膠飴《こうい》からなっています。プラセボと比べて四種類の生薬の組み合わせが有効であるならば、次の疑問は一剤でも良いのではないかということになります。四川料理の麻婆豆腐には強烈に山椒《さんしょう》が含まれています。

JCOPY 88002-841

私はそんな麻婆豆腐を食べると少々下痢気味になります。つまりちょっと生薬の知識があれば、山椒《さんしょう》だけでも腸管の運動は亢進することは知っています。つまり山椒《さんしょう》よりも大建《だいけん》中湯《ちゅうとう》(100)が有効であることを調べる必要があります。漢方は足し算の結晶ですので、私はそんな観点から大建中湯《だいけんちゅうとう》(100)と山椒《さんしょう》の作用の差を知りたいのです。一方で行政は違う角度から攻め込むでしょう。大建中湯《だいけんちゅうとう》(100)は四種類の生薬の合剤で、そして山椒《さんしょう》よりも有効という根拠がないのであれば、大建中湯《だいけんちゅうとう》(100)の薬価は山椒《さんしょう》と同じでいいではないかということです。つまり、しっかりした漢方的な説明や、漢方の魅力を語らないで、ＥＢＭを追求すると、反って自分自身の首を絞めることになると思うのです。大建中湯《だいけんちゅうとう》(100)がＲＣＴで有意差をもって勝てば、次は山椒《さんしょう》と大建中湯《だいけんちゅうとう》(100)のＲＣＴを行う必要がありますね。当たり前のストーリーですね。

漢方は西洋薬剤と同等の打率があるのか

漢方薬が西洋薬と同等の打率があるという先生もいます。私はそうは思いません。現代医学的病名がない時代の知恵ですが、症状や訴えと漢方処方を高率に結びつける術を探しました。それが漢方理論であり漢方診療です。しかしそれらはアナログ的です。人によって使う漢方理論も漢方診療も異なります。そして同等の打率があるのであれば、西洋薬剤が保険適応されるのと同じ過程を踏むべきと思います。それはしっかりとした臨床試験です。私は、漢方は通常はそこそこしか効かない。しかしその打率が高くない欠点は、順次処方を準備し、使用することで補ってきたと説明した方が自分自身腑に落ちます。つまり打率が低いという欠点をそのまま認めることが何より正しいのではないかと感じています。順次処方で補うということを含めて上手に臨床研究ができれば将来的に素晴らしいと思います。敢えて西洋薬と同じ土俵では戦わないことが肝要で、それが漢方の素晴らしさを後世に伝えていける方法だと思います。

漢方の魅力を正しく伝えないと

乱暴な言い方をすれば、漢方の魅力はいろいろな訴えが治ることです。漢方は生薬の足し算の結晶で、体全体を治すしか術がない時代の知恵ですので、当然のことです。そんな一見怪しい魅力が大切なのです。大建中湯《だいけんちゅうとう》⑽の魅力は腸管運動の促進だけではありません。人参《にんじん》や乾姜《かんきょう》が入っていますので、気持ちが晴れたり、体が温まったりもします。その延長としていろいろな体の変化を導くのです。乱暴な言い方をすれば何でも治る可能性があるのが漢方の魅力なのです。

ＥＢＭはあった方がいいが…

ＥＢＭを構築するＲＣＴは二群に分けて、プラセボ群との効果の差を、エンドポイントで評価します。漢方の魅力は沢山の、無数のエンドポイントがあることです。西洋医学と同じように漢方でＥＢＭを追求すると、「エンドポイントで有意差を得られた症状にのみ保険適応を認めましょう」とも言われかねません。漢方はいろいろな訴えを治す可能性があり、今の西洋薬剤にはない魅力をたくさんもっている。その中の典型的な症状の一つをエンドポイントとして臨床研究をすると幸い有意差が出た。でも漢方の魅力は体全体を治せる可能性があることだ、と主張する必要があるのです。漢方の本当の魅力を語らずにＥＢＭだけが先行すると恐ろしいことになりかねないということがご理解いただけると思います。

漢方にEBMは必要か？

繰り返し述べています。漢方の魅力は生薬の足し算の結晶です。現代西洋薬学的な引き算ができない時代の足し算の知恵です。だからこそ意味があるのです。現代西洋医学で治らない訴えや症状に、今のサイエンスを振りかざしても限界があります。そんな時に昔の知恵を使うことは有益です。現代西洋医学では病気ではないと言われている、現代西洋医学で大分良くなったが、もう少し良くなりたい、現代西洋医学では治らないと言われている、そんな患者に、漢方薬で介入する時には、現在行われている治療は続行です。止める必要はありません。だからこそ、補完医療として漢方は魅力的です。重篤な副作用はまれで、健康保険が有効で、そこそこ有効な漢方薬の出番なのです。補完医療としての漢方という立ち位置を守っていれば、問題は生じません。一方で西洋医学の向こうを張ろうと思うと、軋轢が生じます。つまり「今日から漢方薬を始めますから、あなたの飲んでいるこの西洋薬を止めてくださいね」と言い放った時点から戦争になります。西洋医学的立場から一生懸命西洋薬を処方している医師からは、「俺が処方した西洋薬を中止したな。そこまで漢方薬が有効というならば証拠を見せろ。エビデンスを揃えろ」と詰問されます。ところが、「先生が診ている患者さん、少々困っているようなので漢方薬を追加で処方しました」と言って、頭から怒鳴る先生はほとんどいないでしょう。内心で「どうせ漢方なんて効かないだろう」と思っているだけです。そんな患者が漢方を追加したことで楽になればそれでよいのですね。それが補完医療です。

7. 西洋医を志す学生が知っておくべき漢方とサイエンス

アヘンとモルヒネ

麻薬の一つであるアヘン、その主成分がモルヒネとして分離されたのは一八〇四年です。このモルヒネは史上初めて薬用植物から分離されたアルカロイドと言われています。つまりこの一八〇四年から現代西洋薬学が始まると思っています。民間薬は生薬が一つです。昔はいろいろな訴えや症状に対してそれを和らげるような生薬を探しました。そして生薬を足し合わせることによって、作用を増強し、副作用を減らし、場合によってはまったく新しい作用を作り上げました。この生薬の足し算の知恵が漢方薬です。一方で、現代西洋薬学は、有効な生薬の中から、どの成分がその有効性を担っているかを探したのです。毒

JCOPY 88002-841

性がある生薬であれば、どの成分がその毒性を担っているかも探したのです。つまり現代西洋薬学は引き算の考え方です。その第一歩とも言えるものがアヘンからのモルヒネの抽出だったのです。

麻黄《まおう》とエフェドリン

今でも麻酔時などに使用されているエフェドリン、交感神経興奮作用を有するアルカロイドです。こちらは一八八五年、長井長義が麻黄《まおう》から単離抽出したものです。交感神経刺激作用がありますので、気管支喘息にも当然に有効です。エフェドリンの交感神経刺激作用で狭心症発作が生じます。そしてエフェドリンの狭心症誘発での死亡例は報告されています。ところがエフェドリンを含む生薬麻黄《まおう》を含有する漢方エキス剤では狭心症発作による死亡例の報告はありません。麻黄《まおう》にはエフェドリンの他、プソイドエフェドリンやメチルエフェドリン、そしてその他のいろいろな物質が含まれているので、エフェドリン単体よりも少々安全性が高いのではと思っています。

熊胆《ゆうたん》とアンプラーグ®

生薬一つは民間薬と説明しました。その民間薬の中で有名だったものの一つが熊胆《ゆうたん》です。「ゆうたん」と正式には読みますが、「くまのい」と言った方がぴんとくる地域もあります。熊の胆嚢です。この熊の胆嚢を乾燥させたものが、印籠に入っていたとも言われています。印籠は旅の救急箱ですね。この熊胆《ゆうたん》は急性の腹痛に著効したと言われています。昔はそんな急性の腹痛を癪《しゃく》と呼びました。癪に著効した民間薬が熊胆なのです。どれぐらい著効したのかは定かではありません。しかし、熊胆《ゆうたん》は同じ重量の金と交換できたとも言われています。そんな話を聞くと熊胆《ゆうたん》が結構著効したのだと思います。効かないのであれば、同重量の金と交換できません。そんな熊胆《ゆうたん》の主成分がウルソデオキシコール酸で、一九二七年に単離結晶化され、一九三六年に構造式が判明し、一九五四年に化学合成が可能となりました。そして一九五七年から「ウルソ®」という商品名で薬剤として製品化されています。今でも年間一六〇億円以上を売り上げている薬です。これも民間薬の熊胆《ゆうたん》の主成分として、引き算の結果として、商品化されたものです。ではこのウルソ®は癪に有効なのでしょうか。ウルソの説明書には胆石を溶かすことや、肝機能を改善することは記載されていますが、急性腹痛に該当する病名はどこにも見られません。熊胆《ゆうたん》が金と同重量で交換できた理由は癪に著効したからですね。その著効した成分が、引き算の結果として、ウルソデオキシコール酸として単離されたことでどこかに行ってしまったのですね。だれもウルソを金と交換してくれませんね。分離精製の過程で、癪に有効であった成分が消失してしまったということが大切です。

六君子湯《りっくんしとう》㊸とヘプタメトキシフラボン

六君子湯《りっくんしとう》㊸は食欲不振の患者に頻用される漢方薬です。この六君子湯《りっくんしとう》㊸の食欲増進効果に関するサイエンスは結構判明しています。六君子湯《りっくんしとう》㊸を構成する生薬の一つである陳皮《ちんぴ》に含まれているヘプタメトキシフラボンが食欲増進作用があるホルモンのグレリンの抑制を抑えるということです。この研究結果は素晴らしいものです。陳皮《ちんぴ》とは温州ミカンの皮です。陳皮《ちんぴ》という民間薬を食べても、あまり美味しくないかもしれませんが、副作用はありません。昔も当然に、陳皮《ちんぴ》を単独で食べさせることを行ったでしょう。なぜ陳皮《ちんぴ》ではなく、他に七つの生薬（蒼朮《そうじゅつ》、茯苓《ぶくりょう》、人参《にんじん》、半夏《はんげ》、甘草《かんぞう》、大棗《たいそう》、生姜《しょうきょう》）を加えた六君子湯《りっくんしとう》㊸を使用するのでしょう。また、陳皮《ちんぴ》を含む漢方エキス剤は六君子湯《りっくんしとう》㊸以外にも二〇種類以上あります。六君子湯《りっくんしとう》㊸の陳皮《ちんぴ》は一日量で二グラムですが、二陳湯《にちんとう》㊼には四グラムも含まれています。なぜ二陳湯《にちんとう》⑧①を使用しないのでしょう。それは陳皮《ちんぴ》以外の七つの生薬に意味があるからですね。六君子湯《りっくんしとう》㊸のメインターゲットは食欲不振で、その作用機序は、陳皮《ちんぴ》に含まれるヘプタメトキシフラボンがグレリンを介して作用しているのでしょう。しかし、六君子湯《りっくんしとう》㊸が漢方薬として君臨している理由は、他の症状や訴えが治る可能性があるからですね。将来的にヘプタメトキシフラボンが化学合成され、西洋薬剤として食欲不振を効能効果として販売されるようになっても六君子湯《りっくんしとう》㊸は決して滅びないのです。六君子湯《りっくんしとう》㊸は乱暴な言い方をすれば何でも治せる可能性があるから楽しいのですね。このように漢方薬の魅力をしっかりと説明しないと、西洋薬と同じ土俵だけで説明を試みると、漢方の大切な魅力が埋没してしまいます。

8. 西洋医を志す学生が知っておくべき生薬

保険適応エキス製剤を構成する一一八生薬

中国の生薬に関する歴史的著作で分量が最も多く、内容が最も充実しているのは「本草《ほんぞう》綱目《こうもく》」です。著者は李時珍（一五一八―一五九三）で、一五七八年に完成しました。その中には約一九〇〇種類の生薬が記載されています。では学生に授業を行う上で何種類の生薬を教えればよいのでしょうか。まず、モダン・カンポウの立ち位置は保険適応漢方エキス剤を使用しますので、現状で保険適応とされている一四八漢方薬を構成する約一二〇生薬の説明で十分と思っています。それらすべてを講義する必要はありませんが、最大でもその一二〇種類でいいだろうということです。以下、整合性を保つために株式会社ツムラの保険適応エキス剤一二八種類の範囲内での説明にします。

生薬が読めると漢方も読める

漢方薬を読めるようになる近道は、生薬名を読めるようになることです。生薬を組み合わせたものが漢方薬です。ですから漢方の名前は生薬に関係することが多いのです。回り道のようですが、まず生薬名が読めるようになりましょう。生薬に興味を持ってもらうために簡単な生薬解説を記載しています。まずは、生薬の漢字が読めればいいのです。太字で記してある生薬は大切で、漢方薬の名前にも登場します。まず太字の生薬を読めるようになりましょう。

そして、生薬の標本があれば、それを直に見ながら、生薬を覚えた方が、漢方への親しみが湧くと思います。

一〇〇種類近くの標本がありますので、各人の机に生薬を一個ずつ置き、三十秒～一分間隔で隣に回す方法がよいと思っています。そして、各人には生薬解説のパンフレットを渡しておけばいいですね。生薬解説のレジメを作るのが大変な時は、拙著の「簡単モダン・カンポウ」の生薬の章をご利用ください。

阿膠《あきょう》
黄連《おうれん》
乾姜《かんきょう》
荊芥《けいがい》
呉茱萸《ごしゅゆ》
山茱萸《さんしゅゆ》
炙甘草《しゃかんぞう》
石膏《せっこう》
蘇葉《そよう》
釣藤鈎《ちょうとうこう》
桃仁《とうにん》
薄荷《はっか》
茯苓《ぶくりょう》
麻黄《まおう》
良姜《りょうきょう》

威霊仙《いれいせん》
遠志《おんじ》
甘草《かんぞう》
桂皮《けいひ》
牛蒡子《ごぼうし》
山椒《さんしょう》
芍薬《しゃくやく》
川芎《せんきゅう》
大黄《だいおう》
猪苓《ちょれい》
杜仲《とちゅう》
浜防風《はまぼうふう》
附子《ぶし》
麻子仁《ましにん》
連翹《れんぎょう》

茵蔯蒿《いんちんこう》
艾葉《がいよう》
桔梗《ききょう》
膠飴《こうい》
胡麻《ごま》
酸棗仁《さんそうにん》
車前子《しゃぜんし》
前胡《ぜんこ》
大棗《たいそう》
陳皮《ちんぴ》
独活《どっかつ》
半夏《はんげ》
防已《ぼうい》
木通《もくつう》
蓮肉《れんにく》

茴香《ういきょう》
何首烏《かしゅゆ》
菊花《きくか》
紅花《こうか》
五味子《ごみし》
山薬《さんやく》
縮砂《しゅくしゃ》
川骨《せんこつ》
沢瀉《たくしゃ》
天南星《てんなんしょう》
人参《にんじん》
百合《びゃくごう》
芒硝《ぼうしょう》
木香《もっこう》
和羌活《わきょうかつ》

延胡索《えんごさく》
葛根《かっこん》
枳実《きじつ》
香附子《こうぶし》
柴胡《さいこ》
地黄《じおう》
生姜《しょうきょう》
蝉退《ぜんたい》
竹茹《ちくじょ》
天麻《てんま》
忍冬《にんどう》
白芷《びゃくし》
防風《ぼうふう》
薏苡仁《よくいにん》

黄耆《おうぎ》
滑石《かっせき》
羌活《きょうかつ》
粳米《こうべい》
細辛《さいしん》
地骨皮《じこっぴ》
小麦《しょうばく》
蒼朮《そうじゅつ》
知母《ちも》
天門冬《てんもんどう》
貝母《ばいも》
白朮《びゃくじゅつ》
樸樕《ぼくそく》
竜眼肉《りゅうがんにく》

黄芩《おうごん》
栝楼根《かろこん》
杏仁《きょうにん》
厚朴《こうぼく》
山査子《さんざし》
紫根《しこん》
升麻《しょうま》
桑白皮《そうはくひ》
茶葉《ちゃよう》
冬瓜子《とうがし》
麦芽《ばくが》
枇杷葉《びわよう》
牡丹皮《ぼたんぴ》
竜骨《りゅうこつ》

黄柏《おうばく》
栝楼仁《かろにん》
苦参《くじん》
牛膝《ごしつ》
山梔子《さんしし》
蒺梨子《しつりし》
辛夷《しんい》
蘇木《そぼく》
丁子《ちょうじ》
当帰《とうき》
麦門冬《ばくもんどう》
檳榔子《びんろうじ》
牡蛎《ぼれい》
竜胆《りゅうたん》

9. 西洋医を志す学生が知っておくべき漢方薬の名前

保険適応エキス製剤　一二八種

生薬の名前が読めるようになると漢方薬の名前を論理立てて読めるようになります。是非試しに読んでみて下さい。健康保険で認められている漢方エキス剤は一四八種類あり、ツムラでは一二八種類のエキス製剤を販売し、医療用漢方エキス剤市場の八割以上のシェアを持っています。番号を付したものはツムラのエキス剤の番号です。他社もこの番号と同じ番号を使用していることも多いのですが、独自の番号を使用している会社もあります。混乱を避けるためにツムラの番号のみ記載しています。

漢方薬が読めないとかっこ悪い

漢方薬の漢字を読めるようになりましょう。漢方が好きになると、昔の気持ちを忘れます。漢方の漢字が読めなかった昔の体験を忘れるのです。学生は当然に漢方は読めないでしょう。読み方から教えることが親切で優しい授業と思います。漢方薬の名前の成り立ちを理解すると簡単に読めるようになります。多くの生薬は漢字二文字です。ですから、まず漢字二文字以外の生薬を再確認しましょう。まず、漢字一文字の生薬は朮《じゅつ》です。しかし蒼朮《そうじゅつ》や白朮《びゃくじゅつ》と記載されることもあります。一方で漢字三文字の生薬でツムラのエキス剤の名前に登場するものは、麦門冬《ばくもんどう》、呉茱萸《ごしゅゆ》、炙甘草《しゃかんぞう》、茵蔯蒿《いんちんこう》、牡丹皮《ぼたんぴ》、薏苡仁《よくいにん》、麻子仁《ましにん》、酸《さん》棗仁《そうにん》、五味子《ごみし》、車前子《しゃぜんし》、香附子《こうぶし》です。仁は種子の中の種です。例えばモモの種を噛み割って出てくる種が桃仁です。子は種です。なお香附子《こうぶし》は子が付いていますが種子ではなく根茎で、山梔子《さんしし》はくちなしの実です。ともかく子や仁が付く時はその部分までが生薬です。

❶番から㉚番までの漢方薬の読み方を説明するだけでも十分に楽しい授業になります。

❶葛根湯《かっこんとう》、㉗麻黄湯《まおうとう》、㉙麦門冬湯《ばくもんどうとう》

葛根湯《かっこんとう》①は「生薬の名前一つ＋湯」です。湯は煎じ薬のことです。漢方は生薬の足し算ですので、他にも生薬は配合されていますが、代表的なものの一剤の名前を冠しています。生薬の読み方は前述してありますので、簡単に読めると思います。エキス剤では煎じ薬のエキスを賦形剤（乳糖など）と混合させてインスタントコーヒーのようにしています。

他には、人参湯《にんじんとう》㉜、猪苓湯《ちょれいとう》㊵、桂枝湯《けいしとう》㊺、薏苡仁湯《よくいにんとう》(52)、茵蔯蒿湯《いんちんこうとう》(135)、桔梗湯《ききょうとう》(138)などがあります。

❷葛根湯加川芎辛夷《かっこんとうかせんきゅうしんい》

葛根湯加川芎辛夷《かっこんとうかせんきゅうしんい》②は漢方薬に生薬を加えています。葛根湯《かっこんとう》①に川芎《せんきゅう》と辛夷《しんい》を加えているので、葛根湯加川芎辛夷《かっこんとうかせんきゅうしんい》②といいます。

同じような命名は、抑肝散加陳皮半夏《よくかんさんかちんぴはんげ》(83)、小柴胡湯加桔梗石膏《しょうさいことうかききょうせっこう》(109)、桂枝茯苓丸加薏苡仁《けいしぶくりょうがんかよくいにん》(125)などです。

❸乙字湯《おつじとう》

原南陽が作成した二番目（甲乙丙）の処方といった意味合いです。

❹⓭は該当漢方薬なし（欠番はほかに㊷㊹㊾94 129 130 132があります）

❺安中散《あんちゅうさん》、㉒消風散《しょうふうさん》

漢方での作用が記載してある薬です。中とは消化管のことで、安中散《あんちゅうさん》⑤とは消化管の症状を安らかにするといった意味合いです。同じような命名は他に、消風散《しょうふうさん》㉒は、風による痒みを消す、補中益気湯《ほちゅうえっきとう》㊶は中（消化吸収）を補い、気力を益す、潤腸湯《じゅんちょうとう》㊿は腸を潤して排便を促すといった意味合いです。

❻十味敗毒湯《じゅうみはいどくとう》、❼八味地黄丸《はちみじおうがん》、⓱五苓散《ごれいさん》

十味敗毒湯《じゅうみはいどくとう》⑥は、生薬の合計数と他の字句を組み合わせたもので、十種類の生薬からなり毒を取り除くといった意味です。同じような命名は、八味地黄丸《はちみじおうがん》⑦、五苓散《ごれいさん》⑰、六君子湯《りっくんしとう》㊸、十全大補湯《じゅうぜんたいほとう》㊽、などです。

❽大柴胡湯《だいさいことう》、❾小柴胡湯《しょうさいことう》

大小をつけて区別する処方があります。大柴胡湯《だいさいことう》⑧と小柴胡湯《しょうさいことう》⑨、大防風湯《だいぼうふうとう》97、大承《だいじょう》気湯《きとう》(133)、小建中湯《しょうけんちゅうとう》(99)、大建中湯《だいけんちゅうとう》(100)などです。

❿柴胡桂枝湯《さいこけいしとう》

柴胡桂枝湯《さいこけいしとう》⑩は小柴胡湯《しょうさいことう》⑨＋桂枝湯《けいしとう》㊺です。同じく小柴胡湯《しょうさいことう》⑨に漢方薬を加えたものは、柴陥湯《さいかんとう》(73)が小柴胡湯《しょうさいことう》⑨と小陥胸湯《しょうかんきょうとう》を合わせたもの、柴朴湯《さいぼくとう》(96)が小柴胡湯《しょうさいことう》⑨と半夏厚朴湯《はんげこうぼくとう》⑯を合わせたもの、柴苓湯《さいれいとう》(114)が小柴胡湯《しょうさいことう》⑨と五苓散《ごれいさん》⑰を合わせたものです。

⓫柴胡桂枝乾姜湯《さいこけいしかんきょうとう》、⓰半夏厚朴湯《はんげこうぼくとう》、⓴防已黄耆湯《ぼういおうぎとう》、㉓当帰芍薬散《とうきしゃくやくさん》、㉕桂枝茯苓丸《けいしぶくりょうがん》

柴胡桂枝乾姜湯《さいこけいしかんきょうとう》⑪は、構成生薬のいくつかを並べて記載しています。よって他にも生薬が含まれています。同じような命名は、半夏厚朴湯《はんげこうぼくとう》⑯、防已黄耆湯《ぼういおうぎとう》⑳、当帰芍薬散《とうきしゃくやくさん》㉓、桂枝茯苓丸《けいしぶくりょうがん》㉕、半夏白朮天麻湯《はんげびゃくじゅつてんまとう》㊲などがあります。

⓬柴胡加竜骨牡蛎湯《さいこかりゅうこつぼれいとう》

柴胡加竜骨牡蛎湯《さいこかりゅうこつぼれいとう》⑫は柴胡湯《さいことう》に竜骨《りゅうこつ》と牡蛎《ぼれい》を加えたものといった意味ですが、柴胡湯《さいことう》は小柴胡湯《しょうさいことう》⑨でも大柴胡湯《だいさいことう》⑧でもありません。詳細不明です。

⓮半夏瀉心湯《はんげしゃしんとう》、⓯黄連解毒湯《おうれんげどくとう》

半夏瀉心湯《はんげしゃしんとう》⑭は、構成生薬の名前一つと作用を加えた命名です。瀉心とは心窩部の違和感を取り除くといった意味です。同じような命名は、黄連解毒湯《おうれんげどくとう》⑮で黄連《おうれん》を含み熱による毒を解するといった意味合いです。

⓲桂枝加朮附湯《けいしかじゅつぶとう》、㉑小半夏加茯苓湯《しょうはんげかぶくりょうとう》、㉖桂枝加竜骨牡蛎湯《けいしかりゅうこつぼれいとう》、㉘越婢加朮湯《えっぴかじゅつとう》

桂枝加朮附湯《けいしかじゅつぶとう》⑱は桂枝湯《けいしとう》㊺に蒼朮《そうじゅつ》と附子《ぶし》を加えたものです。桂枝湯加朮附《けいしとうかじゅつぶ》とも言えそうですが、歴史的にこう言います。同じような命名は小半夏加茯苓湯《しょうはんげかぶくりょうとう》㉑、桂枝加竜骨牡《けいしかりゅうこつぼ》蛎湯《れいとう》㉖、越婢加朮湯《えっぴかじゅつとう》㉘、当帰四逆加呉茱萸生姜湯《とうきしぎゃくかごしゅゆしょうきょうとう》㊳、桂枝加芍薬湯《けいしかしゃくやくとう》(60)などがあります。

⓳小青竜湯《しょうせいりゅうとう》、㉚真武湯《しんぶとう》

小青竜湯《しょうせいりゅうとう》⑲は「生薬の名前の別名一つ＋湯」です。青竜は中国の神話に出てくる四神の一つで構成生薬である麻黄《まおう》の青からの命名です。小青竜湯《しょうせいりゅうとう》⑲には麻黄《まおう》以外に七つの生薬が含まれています。同じような命名は真武湯《しんぶとう》㉚で、もともと玄武湯《げんぶとう》と言われていましたが、皇帝の名を避けるために真武湯《しんぶとう》㉚と改名。玄武は伝説上の黒い亀で附子《ぶし》が黒いことにちなんでいます。真武湯《しんぶとう》㉚は附子《ぶし》を含む漢方薬ということです。

㉔加味《かみ》逍遙散《しょうようさん》

逍遙散《しょうようさん》に牡丹皮《ぼたんぴ》と山梔子《さんしし》を加味したので、加味《かみ》逍遙散《しょうようさん》㉔です。同じような命名は加味《かみ》帰脾湯《きひとう》(137)で帰脾湯《きひとう》に柴胡《さいこ》、山梔子《さんしし》を加えたものです。

他の命名法としては、構成生薬をすべて羅列しているものがあります。記載されていない生薬は含まれていません。苓桂朮甘湯《りょうけいじゅつかんとう》㊴は茯苓《ぶくりょう》、桂皮《けいひ》、蒼朮《そうじゅつ》、甘草《かんぞう》の四種からなります。麻杏甘石湯《まきょうかんせきとう》(55)は麻黄《まおう》、杏仁《きょうにん》、甘草《かんぞう》、石膏《せっこう》の四種類の生薬からなります。芍薬甘草湯《しゃくやくかんぞうとう》(68)は芍薬《しゃくやく》と甘草《かんぞう》の二種類からなります。大黄甘草湯《だいおうかんぞうとう》(84)は大黄《だいおう》と甘草《かんぞう》、苓甘姜味辛夏仁湯《りょうかんきょうみしんげにんとう》(119)は茯苓《ぶくりょう》、甘草《かんぞう》、乾姜《かんきょう》、五味子《ごみし》、細辛《さいしん》、半夏《はんげ》、杏仁《きょうにん》の七種類からなります。麻黄附子細辛湯《まおうぶしさいしんとう》(127)は麻黄《まおう》、附子《ぶし》、細辛《さいしん》からなり、他の生薬は含まれていません。

また、桂枝人参湯《けいしにんじんとう》(82)は、人参湯《にんじんとう》に桂皮《けいひ》が加わったものです。人参湯加桂枝《にんじんとうかけいし》とか人参加桂《にんじんかけい》枝湯《しとう》と言わないのですね。歴史的なものです。同じような命名は、茵蔯五苓散《いんちんごれいさん》(117)です。

漢方と漢方を合わせると「合」と加えます。保険適応エキス剤では、猪苓湯合四物湯《ちょれいとうごうしもつとう》(112)、茯苓飲合半夏厚朴湯《ぶくりょういんごうはんげこうぼくとう》(116)などです。

10. エキス製剤理解のためにまず葛根湯《かっこんとう》①

傷寒論に載っている

葛根湯《かっこんとう》①は日本漢方のバイブルとも言われる「傷寒論」に載っています。およそ一八〇〇年前のものです。そんな昔に既に葛根湯《かっこんとう》①はあったのですね。製薬会社の多くはエキス製剤に共通の番号をつけています。葛根湯《かっこんとう》は予想通り①番です。

落語枕噺：葛根湯医者

葛根湯《かっこんとう》①は落語の枕噺にも登場します。どんな症状にも葛根湯《かっこんとう》①を勧め、同伴してきた弟分にも理由もなく葛根湯《かっこんとう》①を勧めたというものです。藪医者の代表を演じているようですが、乱暴な言い方をすれば漢方は何でも治る可能性があります。そうすると、名医のことを敢えて落語にした？　とも考えられるでしょうか。

葛根湯《かっこんとう》は、いろんな病に効くという飲むと体が温まるそうだ

「おまえどうしたんだ？　どっか悪いのか？」

「先生ね、あっしはあたまが痛くてしょうがないんですよ？」

「それは頭痛だ。葛根湯《かっこんとう》あげるから、それおあがり」

「あっしは、はらが痛いですよ」

「それは腹痛だ。葛根湯《かっこんとう》あげるから、おあがり」

「あっしは、あしが痛いんですよ」

「それは足痛だ。葛根湯《かっこんとう》あげるから、おあがり」

「あっしは、兄貴が足が痛いって言うんで、一緒についてきたんですよ」

「あー付き添いか。退屈だろう。葛根湯《かっこんとう》おあがり」

一八〇〇年前のものが通用するのか

生薬の分析技術は進歩しています。ガスクロマトグラフィー（ＨＰＬＣ）で測定すると、生薬に含まれるいろいろな化合物の有無や、その含有量が測定可能です。そして産地によって、栽培年によって、生薬の部位によって化合物の含有割合が異なることが判明しています。植物からとれる生薬では当たり前のようにも思えます。ワインを作るぶどうは産地と栽培年で味が異なります。とすると、一八〇〇年前の「傷寒論」に記載してある生薬と今の生薬では構成する化合物が同じと考えることに無理があります。また、植物もいろいろな代替品を探してきました。代替品が正品となるなど、いろいろと混乱の歴史を辿っているはずです。そこでそんな昔の知恵は荒唐無稽で当てにならないと葬ってしまうのはちょっともったいないのですね。なぜなら、長い歴史の中で脈々と有効性を維持しているからこそ意味があります。一八〇〇年間、眠っていた化石を掘り起こしたのではありません。実際の日常臨床に使用されて、今日に至っているのです。ですから一八〇〇年前とは同じと考えるよりも、有効性を維持しながら変遷を繰り返して今日に至っていると考えることに意味があるのではと思っています。

葛根湯《かっこんとう》①で足し算の叡智を納得しよう

葛根湯《かっこんとう》①は、芍薬《しゃくやく》、甘草《かんぞう》、桂皮《けいひ》、大棗《たいそう》、生姜《しょうきょう》、麻黄《まおう》、葛根《かっこん》の七つの生薬からなります。芍薬《しゃくやく》と甘草《かんぞう》の二種類の生薬は芍薬甘草湯《しゃくやくかんぞうとう》⑱です。そして、芍薬甘草湯《しゃくやくかんぞうとう》⑱に桂皮《けいひ》と大棗《たいそう》、生姜《しょうきょう》が加わると桂枝湯《けいしとう》㊺になります。それに麻黄《まおう》と葛根《かっこん》が加わって葛根湯《かっこんとう》①です。芍薬《しゃくやく》甘草湯《かんぞうとう》⑱は筋肉のこわばりを緩める薬です。こむら返りに著効することがある漢方薬です。桂枝湯《けいしとう》㊺は虚弱な人の風邪薬、そして麻黄湯《まおうとう》㉗は体格がいい人の風邪薬として使用されます。つまり、生薬を足すことによって、ターゲットにする疾患が変わり、ターゲットにする患者の体格が変わるのですね。葛根湯《かっこんとう》①を眺めるだけでも漢方薬は生薬の足し算の結晶だということが理解できます。「葛根湯《かっこんとう》①が有効であれば、有効な成分を示せ」といった質問は漢方の魅力から離れていきます。もしも有効な成分が葛根《かっこん》の中にだけあるのであれば、葛根湯《かっこんとう》①ではなく葛《くず》湯を飲めば良いことです。もしも有効な成分が生姜《しょうきょう》の中にあれば、葛根湯《かっこんとう》①ではなく生姜《しょうが》湯を飲めば良いのですね。桂皮《けいひ》の中に大切な成分があればシナモン入りの何かを食すれば良いのですね。葛根《かっこん》も生姜《しょうきょう》も桂皮《けいひ》も単独で食しても副作用はありません。敢えて七種類の生薬の足し算を作り上げたことが葛根湯《かっこんとう》①の魅力ということです。

11. 漢方の副作用

劇薬を使用した昔の話

吉益東洞《よしますとうどう》（一七〇二―一七七三）の弟子の話です。彼は吉益東洞の娘を嫁にもらっているので優秀だったのであろうと推測されます。若き日彼は京都の先斗町に住んでいました。隣の家に美人で賢い娘がいましたが、器量は良いのだが、声が良くないと母親が嘆いていました。そこで彼が診察し、甘遂半夏湯《かんずいはんげとう》を処方しました。その晩、その娘は苦しみ、そして死んでしまいました。彼は数十日大阪に身を隠し、そして吉益東洞に報告しました。東洞は甘遂半夏湯《かんずいはんげとう》に蜂蜜を加えたかを尋ねたのです。彼は蜂蜜を加えていなかったのです。そこで東洞は「その娘の死は誠に可哀想である」と述べたそうです。甘遂《かんずい》は劇薬でその毒性を軽減するために蜂蜜を加えることになっているそうです。そんな知恵をないがしろにして患者が亡くなったということで、医者の不注意以外の何物でもなく、今日であれば医療訴訟となり敗訴は間違いないでしょう。大塚敬節先生は、蜂蜜を加えると毒薬は劇薬になり、劇薬は普通薬になると説明したそうです。モダン・カンポウの立ち位置は、西洋医学の補完医療として、保険適応漢方エキス剤を使用して対処することです。保険適応エキス剤には一日飲んで死亡するような劇薬や毒薬はありません。流産や早産をした報告も実はありません。安全な部類の薬だと思っています。漢方エキス剤を使用して不幸なことが生じる典型的なパターンは、患者も医師も「漢方薬に副作用などあるはずない」と誤解しており、何か不調が起こっても漢方薬を中止せずに、漫然と飲み続けた結果生じるのです。患者に「漢方薬も薬剤ですから、まれに何か起こることがあります。もしも不具合が生じたら漢方薬の内服を中止してください」と言い添えておけばよいのです。では漫然と投与するとどんな副作用が生じることがあるのでしょうか。それを順次説明していきます。

瞑眩《めんげん》と副作用

瞑眩《めんげん》とは、正しい漢方処方を選択していたが、一過性に体が悪い方向に向かうことと私は理解しています。吉益東洞は「薬徴」の巻頭に、「書に曰く、もし薬瞑眩《めんげん》せずば、その病癒えずと」という文言を書き記しています。すべての病気を治そう、急性疾患を治そうと思うと、いろいろと今から思えば無理な、無茶なことをしたのではと勝手に想像しています。モダン・カンポウは西洋医学の補完医療です。そして何より安全優先です。そうすると、何か患者に不利益なことが生じた場合に、それを「瞑眩《めんげん》だから同じ漢方薬を続行だ」とすることはモダン・カンポウにそぐわないと思っています。「瞑眩《めんげん》であろうが、副作用であろうが、不快な作用であろうが、何か起これば中止」と学生には指導することが安全に保険適応漢方エキス剤を処方する上での何より重要なことです。将来的に、漢方処方に精通し、この不快な作用は瞑眩《めんげん》であろうと思える時は、慎重な観察下でしばらく同じ漢方薬を続行するということがあり得るかもしれませんが、それは必修授業で教えるべきことを超えています。

甘草《かんぞう》による偽アルドステロン症

漢方薬は生薬の足し算です。最も頻回に登場する生薬は甘草《かんぞう》です。ツムラの保険適応漢方エキス剤は一二八処方ありますが、その中の九四処方に甘草《かんぞう》が登場します。甘草《かんぞう》の主成分はグリチルリチンで、グリチルリチンの長期摂取は偽アルドステロン症を誘発します。甘草《かんぞう》を最も多く含む漢方薬は芍薬甘草湯《しゃくやくかんぞうとう》(68)で一日量で甘草《かんぞう》が六グラム含まれます。次に甘《かん》麦大棗湯《ばくたいそうとう》(72)の五グラムとなります。そして次に、甘草《かんぞう》を一日量で三グラム含む漢方薬は黄《おう》連湯《れんとう》(120)、桔梗湯《ききょうとう》(138)、芎帰膠艾湯《きゅうききょうがいとう》(77)、桂枝人参湯《けいしにんじんとう》(82)、五淋散《ごりんさん》(56)、小青竜湯《しょうせいりゅうとう》⑲、人参湯《にんじんとう》㉜、排膿散及湯《はいのうさんきゅうとう》(122)となります。芍薬甘草湯《しゃくやくかんぞうとう》(68)の漫然とした長期投与で下肢のむくみ、低カリウム血症、高血圧を呈する偽アルドステロン症を誘発する危険があることは西洋医にも知られている事実になりました。約四分の三の漢方薬に甘草《かんぞう》が含まれているということは、漢方エキス剤を併用すると甘草《かんぞう》の量が知らず知らずに増加することがあるということです。また、甘草《かんぞう》は中国から輸入されていますが、その九割は食品に使用されています。よって日頃から甘草《かんぞう》含有量が多い食生活をしていると、少量の、つまり二グラム前後の甘草《かんぞう》しか含まないような漢方エキス剤でも偽アルドステロン症を誘発することが起こり得えます。

小柴胡湯《しょうさいことう》⑨による間質性肺炎

今日、最も売上高の多い保険適応漢方エキス剤は大建中湯《だいけんちゅうとう》(100)です。しかし、約二十年前は小柴胡湯《しょうさいことう》⑨が最も有名な漢方エキス剤で、最も売上高の多いものでした。年間で約三百億円が売られていました。肝炎に対して病名投与的に多数処方されていたのです。その小柴胡湯《しょうさいことう》⑨の売り上げが一気に縮小したのは、一九九一年にインターフェロンがC型肝炎に保険適応とされ、小柴胡湯《しょうさいことう》⑨の使用上の注意が改訂されたことです。一九九四年にはインターフェロンと小柴胡湯《しょうさいことう》⑨の併用が禁忌とされ、一九九六年には小柴胡湯《しょうさいことう》⑨による死亡例が報告されました。その死亡原因は間質性肺炎によるものですが、小柴胡湯《しょうさいことう》⑨以外の漢方薬にも間質性肺炎の危険はあり、また西洋薬剤にも同じように間質性肺炎の危険があります。漢方は安全だという神話のようなものが、不幸な結果を誘導したと思っています。保険適応漢方エキス剤で警告文書があるのは小柴胡湯《しょうさいことう》⑨だけです。そして小柴胡湯《しょうさいことう》⑨の使用禁忌事項は、①インターフェロン製剤投与中の患者、②肝硬変、肝癌の患者、③慢性肝炎による肝機能障害で血小板が一〇万／㎜³以下の患者、となっています。現行の国家試験出題基準からも出題される可能性があると思います。

麻黄《まおう》による副作用

麻黄《まおう》はエフェドリンを含みます。エフェドリンには交感神経刺激作用があるのですから、血圧が上昇し、脈拍が速くなり、気管支喘息が楽になり、狭心症発作を誘発する可能性があり、そして前立腺肥大症の患者では尿閉となる可能性もあります。エフェドリンには狭心症発作の死亡報告がありますが、エフェドリンを含む麻黄《まおう》には狭心症による死亡報告はありません。何となく不思議ですが、いろいろな不純物がエフェドリンの効果を抑えているように考えています。麻黄《まおう》を含む漢方薬は、「麻」という字があれば見当がつきます。例えば、麻黄湯《まおうとう》㉗、麻黄附子細辛湯《まおうぶしさいしんとう》⑫⑦、麻杏甘石湯《まきょうかんせきとう》㊺、麻杏薏甘湯《まきょうよくかんとう》⑦⑧です。一方で、「麻」という字がない漢方薬では、麻黄《まおう》を含有していることを覚えておく必要があります。越婢加朮湯《えっぴかじゅつとう》㉘、神秘湯《しんぴとう》㊽、五虎湯《ごことう》㊾、薏苡仁湯《よくいにんとう》52、葛根湯《かっこんとう》①、葛根湯加川芎辛夷《かっこんとうかせんきゅうしんい》②、小青竜湯《しょうせいりゅうとう》⑲、防風通聖散《ぼうふうつうしょうさん》62、五積散《ごしゃくさん》63です。

アレルギー反応

漢方薬は生薬の足し算です。生薬には食用のものもたくさんあります。そばやカニが苦手だという患者がいるように、ある生薬が苦手な患者もいます。頻度的には桂皮《けいひ》、地黄《じおう》、当帰《とうき》などが多いようです。桂皮《けいひ》はシナモンで、コーヒーショップのトッピングにありますね。また生八つ橋の匂いはシナモンです。漢方薬を飲んで、アレルギー反応が生じれば、ともかく止めることです。そして、他の漢方薬を試すことになります。私は香蘇散《こうそさん》70が結構気に入っています。香蘇散《こうそさん》⑦⓪は香附子《こうぶし》、蘇葉《そよう》、陳皮《ちんぴ》、甘草《かんぞう》、生姜《しょうきょう》から構成されています。アレルギー反応がまれな生薬です。もしも保険適応エキス剤の香蘇散《こうそさん》⑦⓪でもアレルギー反応が生じる時は、構成生薬を疑う以外に、エキス剤の賦形剤である乳糖も疑う必要があります。乳糖が一〇〇%純物であればタンパク質が含まれていないのでアレルギー反応は生じないと思われます。ところが、乳糖の製造過程で微量に混入するタンパク質によるアレルギー反応も疑われます。もしも賦形剤によるものであれば、他のメーカーの漢方薬エキス剤や煎じ薬を試すことになります。

地黄《じおう》による胃腸障害

地黄《じおう》は滋養強壮剤です。地黄煎《じおうせん》という地黄《じおう》から作った煎餅のようなものが、精力剤として遊郭の前で販売されていました。それが地名となって、金沢には戦後まで地黄煎町《じおうせんまち》という町名が実在していました。そんな元気をつける地黄《じおう》が、まれに胃に障ることがあります。八味地黄丸《はちみじおうがん》⑦は初老期の衰え全般を改善するパッケージです。八味地黄丸《はちみじおうがん》⑦に牛膝《ごしつ》と車前子《しゃぜんし》を加えたものが牛車腎気丸《ごしゃじんきがん》⑩⑦です。八味地黄丸《はちみじおうがん》⑦も牛車腎気丸《ごしゃじんきがん》⑩⑦も飲むと胃に障ることがあります。そんな時は食前の内服ではなく、食後の内服を勧めてみます。それでも胃腸障害を生ずる時には六君子湯《りっくんしとう》㊸と併用します。また、元気をつける漢方薬には参耆剤《じんぎ》があります。人参《にんじん》と黄耆《おうぎ》を含むものです。その参耆剤《じんぎ》に地黄《じおう》を含むものと含まないものがあります。人参《にんじん》と黄耆《おうぎ》と地黄《じおう》を含むものは、十全大補湯《じゅうぜんたいほとう》㊽、人参養栄湯《にんじんようえいとう》(108)、大防風湯《だいぼうふうとう》(97)です。地黄《じおう》を含まない参耆剤《じんぎ》は、補中益気湯《ほちゅうえっきとう》㊶、帰脾湯《きひとう》(65)、加味帰脾湯《かみきひとう》(137)、半夏白朮天麻湯《はんげびゃくじゅつてんまとう》㊲、当帰湯《とうきとう》(102)、清暑益気湯《せいしょえっきとう》(136)、清心蓮子飲《せいしんれんしいん》(111)です。

漢方では何でも起こり得る

漢方は生薬の足し算の結晶です。体全体を治そうと頑張った時代の知恵です。ですから、乱暴な言い方をすれば、どんな症状も治る可能性があります。体全体が治る可能性があります。何でも治るというすばらしい文言の反対は、何でも起こり得る、です。この何でも起こるかもしれないということを心に留めておくことが安全に処方する上で大切なことです。

12. 漢方処方時の注意点

用量依存性がないことも

西洋薬剤は構造式が決まっています。つまり純物ですね。ガスクロマトグラフィーで測定すればワンピークです。一方で漢方薬は生薬の足し算で、ガスクロマトグラフィーでは多数のピークが現れます。その結果何が起こるかと言えば、西洋薬剤では当たり前の結果である用量依存性がないことがあります。漢方でも、西洋薬剤と同じように、無効な場合は、また効果をより出したい場合は増量するという手段をとることもあります。特に急性症ではそんな傾向があります。めまいや頭痛に五苓散《ごれいさん》⑰を使用する時などは、通常の倍量ぐらいの内服が効果的なことがあります。急性発熱性疾患の時も一日量を半日で使用したりします。一方で慢性の下痢などに真武湯《しんぶとう》㉚を使用する時で、効果が今一歩の時には、内服量を敢えて減らしてみることが好結果につながることがあります。漢方が生薬の足し算故に起こることです。

乱暴な言い方をすれば何でも治る

漢方薬は体全体を治そうとした結果の知恵ですので、こんなことが起こり得ます。サイエンスが進歩し、ロジカルでピンポイントな現代医療では経験できないことです。例えば心窩部痛に、その原因が胃潰瘍である時などは、H2ブロッカー（ガスター10®）を内服すれば痛みは楽になるでしょう。しかし、胃の症状しか楽にならないですね。一方で胃痛に半夏瀉心湯《はんげしゃしんとう》⑭を飲むと、便通が改善し、肩こりが治り、イライラも落ち着き、よく眠れるなどなど、何でも改善する可能性があるのです。そんなよくわからないことが起こることが、ある意味胡散臭く、そして漢方の魅力なのです。

双方向に効く（中庸に持って行く）

西洋薬が双方向に効くわけがありません。血圧を下げる降圧剤を、低血圧の人に投与して血圧が上昇することはありません。ところがそんなことが漢方薬では起こり得ます。半《はん》夏《げ》白《びゃく》朮《じゅつ》天《てん》麻《ま》湯《とう》㊲は通常は元気がなくて低血圧症状を訴える患者に著効しますが、血圧が高い虚弱な人に投与すると血圧が下がることがあります。これも漢方薬が生薬の足し算だから起こることなのです。

また、五苓散《ごれいさん》⑰は西洋薬のラシックス®に似ています。浮腫傾向の時には尿量が増加します。脱水時にもラシックス®を投与すれば強制利尿が起こります。体は脱水傾向でも尿量が増加するのです。ところが五苓散《ごれいさん》⑰がラシックス®と異なる点は、脱水時には尿量の増加を誘導しないことです。体の水のバランスを整えるように昔の知恵で精一杯作り上げたのです。

また、大黄甘草湯《だいおうかんぞうとう》(84)や大承気湯《だいじょうきとう》(133)、調胃承気湯《ちょういじょうきとう》(74)などの大黄《だいおう》含有漢方薬は通常は下剤です。ところが、感染性の下痢の時にこれらを投与すると下痢が治まります。そんな双方向に有効という不思議なことが、漢方では起こり得るということが楽しいのです。

逆に悪化させることも

双方向に効くことがあるということは、良いことばかりではありません。つまり、ある疾患を治すために投与した漢方薬で、期待した治療効果が現れないばかりか、むしろ逆に悪化することがあるのです。

初老期の衰えの諸症状の改善を期待して牛車腎気丸《ごしゃじんきがん》⑰を処方したら、インポテンツになってしまったことがあります。牛車腎気丸《ごしゃじんきがん》⑰を止めるとインポテンツは改善しましたので、牛車腎気丸《ごしゃじんきがん》⑰によるインポテンツと考えるのが妥当です。牛車腎気丸《ごしゃじんきがん》⑰でインポテンツが改善することはよく経験しますが、相反する結果で残念でした。

また、初老期の頭痛に対して釣藤散《ちょうとうさん》㊼を投与したところ、頭痛が反って悪化したこともありました。生理痛や生理時のイライラの解消を目的に桂枝茯苓丸《けいしぶくりょうがん》㉕を処方して、反って生理時のイライラが増強したとお叱りを受けたこともあります。何でも治る、双方向に効くということは、いつも良い結果ばかりとは限りません。

生薬数が増えると効かなくなる

漢方薬は生薬の足し算ですが、生薬数はどのように効果に影響するのでしょうか。まず例外的に生薬が一種類の漢方薬もあります。将軍湯《しょうぐんとう》は大黄《だいおう》単独、独参湯《どくじんとう》は人参《にんじん》のみ、甘草《かんぞう》湯《とう》は甘草《かんぞう》だけからなっています。保険適応漢方エキス剤で生薬数が多いものは二〇種類近くになります。防風通聖散《ぼうふうつうしょうさん》㊷は一八種類の生薬からなる漢方薬です。基本的に生薬数が少ない漢方薬は切れ味は良いが、長期内服で耐性ができやすいと言われています。一方で生薬数が多い漢方薬は徐々に効いてくるので、耐性はできにくいと言われます。漢方薬を複数併用すると重複している生薬の数にもよりますが、結構な生薬数になります。漢方薬は足し算の結晶ですので、歴史的に経験的に有効とされている組み合わせ以外を併用する時は、効果が減弱することも有り得ると思って処方することが肝要です。

匂いと味が大切

漢方では匂いと味が大切です。再診時には漢方薬の飲みやすさを尋ねます。おいしいと言う漢方薬は何故か有効なことが多いのです。またまずいが飲めると言う漢方薬も有効であることが多いのです。問題は、一生懸命飲んでもまずくて致し方ないという漢方薬は効きません。良薬口に苦しと言いますが、あまりにもまずい時には当てはまらない格言です。呉茱萸湯《ごしゅゆとう》㉛は片頭痛に有効なことが多いのですが、このまずい呉茱萸湯《ごしゅゆとう》㉛をおいしいという人には、最初は無効でも気長に処方します。そうすると片頭痛の発作の頻度や程度が軽減することが多いのです。不思議ですね。

空腹時の内服が建前

漢方薬が生薬の足し算の延長で、生薬は食べ物の延長と考えると、漢方薬を内服する時期を理解できます。食事中や食後に飲むと、漢方のバランスと足し算に狂いが生じます。ですから、食前や食間などの空腹時に内服となっているのですね。食前の内服は結構失念します。そんな時は食後に飲んでもそこそこ有効です。ですから食前や食間に必要以上に拘泥することはありません。建前と思って服薬指導をすれば十分と思っています。極論すれば「一日三回適当に飲んでください」という指導も的を得ていると思います。薬剤師の先生は食前・食間と正しく服薬指導をしてくれますので。

13. 漢方理論は処方選択のために

虚実

漢方理論を敢えて使用しなくても保険適応漢方エキス剤は使用可能です。しかし昔の知恵を加味した方が、早く有効な処方に辿り着く確率が向上すると思われています。漢方理論で最も頻出するのが「虚実」という概念です。この虚実という概念さえも拒否反応がある場合は、「虚」は「弱々しい」、「実」は「筋肉質でがっちり」とでも言い換えれば理解可能です。漢方はアナログですので、この虚実の定義も一様になりません。うるさいことを言うと一つにまとまらないのです。漢方の専門家に特別講義をお願いする時は、そのアナログ感を学生にあらかじめ教えておかないと、戸惑う学生や不信感を持つ学生が出てきます。私の漢方理論や漢方診療の位置付けは「処方選択のためになるのなら」です。そんな目的を持って、漢方理論や漢方診療を学ぶとまんざら荒唐無稽ではないのかもしれないと思ってくれます。

私の虚証実証感は、虚実は消化機能に比例し、実証は筋肉質で消化機能が頑強で、一方虚証は相対的に筋肉量が少なく消化機能が弱いと定義します。そしてこの消化機能は体調などで変化します。固定したものではありません。そして消化機能を測る方法は、胃に障る生薬、その代表は麻黄《まおう》ですが、麻黄《まおう》が飲めれば実証、飲めなければ虚証と考えます。これが処方選択という立ち位置では最も合理的な考えと思っています。

陰陽（寒熱）

陰陽は基礎代謝と考えます。子供は基礎代謝が亢進しており、歳をとるに従って基礎代謝は低下します。子供を抱けば温かく、お年寄りの手を握れば冷たいといった所謂当たり前の感覚です。つまり冷たい状態（寒証）や温かい状態（熱証）とほぼ比例します。処方選択の知恵としての立ち位置です。お年寄りは概ね陰証で、つまり寒証で、温める治療を試みてみようといった感覚です。

温める生薬の代表は附子《ぶし》と乾姜《かんきょう》です。附子《ぶし》を含む漢方薬は陰証の老人向けといったことも想像できます。また老人に限らず、若い女性で冷え症の方にも使用できます。現代はデジタル的に対応できそうです。体温計で三十八度以上が熱証としてもよさそうですが、それは臨床に即していません。高熱があっても温めてもらいたいといった経験をお持ちかもしれません。これを真寒仮熱といいます。漢方はアナログの世界です。つまり温めてもらいたい状態を寒証、冷やしてもらいたい状態を熱証と考えるとわかりやすいですね。冷やす生薬である石膏《せっこう》や黄連《おうれん》で楽になる状態が熱証、温める生薬である附子《ぶし》や乾姜《かんきょう》で楽になる状態が寒証とすれば処方から仮想病理概念を誘導できます。

六病位（表裏）

六病位《ろくびょうい》は太陽病、少陽病、陽明病、太陰病、少陰病、厥陰病《けっちんびょう》です。「傷寒論」にはこの分類で処方が登場します。時間経過を踏まえた病態です。「傷寒論」は急性発熱性疾患を論じたものですが、すべての急性発熱性疾患が同じような経過をとると考えたのです。そして治療と結びついたのです。そして急性発熱性疾患の病気の経過を、慢性疾患にも応用したので少々ややこしくなったりします。私の理解は、太陽病は急性期、少陽病は亜急性期やこじれた状態、それより先が陽明病や陰病（太陰病、少陰病、厥陰病の総称）と思っています。治療選択の立場からは、太陽病では麻黄《まおう》が飲めれば麻黄《まおう》剤で、麻黄《まおう》が胃に障る人は桂枝湯《けいしとう》㊺などで対処します。少陽病の代表的処方は柴胡《さいこ》剤で、特に小柴胡湯《しょうさいことう》⑨です。陽明病では病気が腸管にまで至ったと考えたので、吐かす薬や下す薬を使用しました。保険適応漢方エキス剤で吐かす薬はありませんが、下す薬はたくさん用意されています。

気血水

気血水は昔から唱えられていた仮想病理概念ですが、日本漢方で確立したのは吉益東洞《よしますとうどう》の息子である吉益南涯《よしますなんがい》と言われています。気血水を論じる人の多くは、気虚、気逆（上衝）、気うつ、血虚、瘀血《おけつ》、水毒の六種類を論じます。仮想病理概念が苦手な学生に頭から、「気」や「血」、「水」の話から入ると一気にしらけてしまいます。仮想病理概念をいくら詳細に仮想的な言葉で説明しても曖昧感を払拭できないからです。そこで、上記の六つの概念を処方選択という立場から論じると、比較的わかりやすいと思っています。気虚は、いわゆる気合いが足らず、参耆《じんぎ》剤や人参《にんじん》剤で改善が期待される状態と定義します。気逆は、日常用語で言うヒステリーのような状態で、桂枝湯《けいしとう》㊺や苓桂朮甘湯《りょうけいじゅつかんとう》㊴などで楽になる状態と定義します。そして気うつは、気の巡りが悪い状態で、加味逍遙散《かみしょうようさん》㉔、香蘇散《こうそさん》(70)、半夏厚朴湯《はんげこうぼくとう》⑯などで改善する可能性が高い状態です。こうすれば、処方と仮想病理概念が直接に結びつきわかりやすいと思っています。そして血虚《けっきょ》は、現代で言う貧血症状も含んでいますが、さらに幅広い概念で、皮膚がかさかさして栄養失調のようで、四物湯《しもつとう》類で改善が期待できる状態です。瘀血《おけつ》は、目の下のクマ、舌下静脈の怒張、臍傍の圧痛、痔や静脈瘤なども言われますが、それらも瘀血《おけつ》の症状の一つですが、もっと広範な概念です。これをわかりやすく説明するには、実証では桂枝茯苓丸《けいしぶくりょうがん》㉕、桃核承気湯《とうかくじょうきとう》(61)、大黄牡丹皮湯《だいおうぼたんぴとう》㉝や通導散《つうどうさん》(105)などの実証向け駆瘀血《くおけつ》剤が有効な状態、虚証では当帰芍薬散《とうきしゃくやくさん》㉓などの虚証向け駆瘀血《くおけつ》剤で有効な状態と理解するのが、最も簡単でわかりやすく、処方選択のためになると考えています。水毒は五苓散《ごれいさん》⑰や利水効果を有する漢方薬で改善する状態とまず理解します。

このように定義をすると、仮想病理概念の介入が少なく、そして仮想病理概念を処方から定義できますので、処方選択のためには有益と考えています。こんな定義を学生にはまず理解してもらって、そして漢方のアナログ感を説明し、より自分が理解しやすい漢方理論を構築していくことを語れば十分と感じています。

14. 漢方診察は経験が土台

いろいろな診察がある、そして人それぞれ

漢方診療は実習では教えません。それは人それぞれ沢山の診察方法があるからです。そして実習をしてもその有益性を学生が体感できないからです。実習の時間は生薬の実物を体験するか、または漢方薬の煎じ薬を実際に作ってみることの方が、遥かに有意義と考えています。仮想病理概念が生薬や漢方薬実習には介在しませんから。

漢方を専門とする先生方をお迎えするに当たって、簡単に説明しておいた方がよいと思う時に腹診や舌診、脈診があることを講義します。

腹診

まず、腹診は日本漢方で特に進化したと言われています。中国や韓国では脈診に重きが置かれ、腹診はある程度軽んじられています。西洋医学では国によって診察方法が異なるということはありません。漢方の腹診も、素晴らしく重要で必須のものであれば、中国や韓国でも行われたはずです。他にたいした検査がない時代の知恵ですので、有効性が素晴らしいものであれば、それをないがしろにすることはないと私は思います。しかし、荒唐無稽ではありません。それは実際に臨床で患者を診て初めて有用性に気が付き、荒唐無稽感がなくなるのです。実際の患者を診る機会が、特に漢方で診療されている患者を診る機会が少ない学生には、そこを理解してもらうことが相当大変です。将来、臨床を行う時にこんな診察方法もあるのだと覚えてもらうだけで十分かと感じています。

まず、大切なことは西洋医学的な腹診は、腹壁を通して、腹部臓器などを観察しています。一方で漢方的腹部診察（腹診）の多くは腹壁の診察を行っているのです。そしてまず腹診で診ることは虚実です。腹壁ががっちりしていれば実証、へにゃへにゃは虚証です。そして一刀両断に腹診を説明すると、心窩部の圧痛（心下痞鞕《しんかひこう》）があれば、半夏瀉心湯《はんげしゃしんとう》⑭や人参湯《にんじんとう》㉜を使用するというヒントです。肋骨弓下の圧痛（胸脇苦満《きょうきょうくまん》）があれば、柴胡《さいこ》剤を使用するというヒントです。臍傍の圧痛（小腹硬満《しょうふくこうまん》）は瘀血《おけつ》のサインで、瘀血《おけつ》剤の使用を勧めるヒントです。臍傍の動悸は、牡蛎《ぼれい》を含む漢方薬や抑肝散《よくかんさん》⑭を勧めるヒントです。臍下の正中が柔らかいこと（小腹不仁《しょうふくふじん》）は八味地黄丸《はちみじおうがん》⑦類を使用するヒントです。そして腹直筋の緊張（腹皮拘急《ふくひこうきゅう》）は小建中湯《しょうけんちゅうとう》㊾の使用のヒントです。つまり腹診を行うと処方選択のヒントが増えるということです。

舌診

舌もいろいろな舌があります。私は舌に歯形が付いていれば（歯痕舌）、水毒を疑います。舌に白苔があれば少陽病期かを疑い、柴胡《さいこ》剤使用のヒントになります。そして舌下静脈の怒張は瘀血《おけつ》のサインです。

脈診

脈は中国や韓国の漢方では極めて大切だそうです。私は全員の脈を拝見しますが、脈がしっかりしているか、弱々しいかを判断するぐらいです。概ね弱々しいと元気がなく、しっかりしていると元気です。そんな程度の脈診ですが、むしろスキンシップのために行っています。

漢方診療の流れ

松田邦夫先生の外来風景を参考にした私の診察です。患者さんの入室時から様子をしっかり伺い、その後お話を聴きます。そして診察ベッドに寝てもらいます。枕は右側です。まず、仰臥位になって頂き、両手首の脈を診ます。聴診器で簡単に胸部と腹部の聴診を行い、その後、口を開けてもらって舌の所見と舌下静脈の怒張の有無をチェックします。そして優しく腹診を行います。まず虚実を診るために腹壁を撫でます。次に右手全体で心窩部と肋骨弓下を触診して、心下痞鞕《しんかひこう》と胸脇苦満《きょうきょうくまん》を診ます。腹直筋の攣急を診て、小腹不仁《しょうふくふじん》などを観察します。臍の脇を押さえて小腹硬満《しょうふくこうまん》の有無をチェックします。ここまでの診察は膝を伸ばしたままです。そして膝を曲げてもらって、心窩部をタップして、振水音の有無を診ます。足の浮腫の有無を診ます。その後血圧を測ります。血圧を測る時は患者さんと話す必要がないので、思考に集中できます。そして、ベッドに起き上がってもらい、肩や背中を軽く診察します。そして、最終的な処方を決定して終了です。

15. 覚えておくとよい十五処方

芍薬甘草湯《しゃくやくかんぞうとう》㊳

芍薬甘草湯《しゃくやくかんぞうとう》㊳はこむら返りの薬として漢方にあまり興味がない医師にも認知度が高まっています。また、偽アルドステロン症の原因となる甘草《かんぞう》を一日量で六グラムも含んでいるので、注意が必要です。漢方の即効性と漢方の副作用を理解するにはとてもいい漢方薬と思っています。

芍薬《しゃくやく》は筋肉の緊張を緩める作用があります。だからこそこむら返りにも効くのです。他には横紋筋にも平滑筋にも効くと言われ、ぎっくり腰、尿管結石、生理痛、しゃっくり、胃痛、下痢、夜泣きなどにも効くことがあります。

芍薬《しゃくやく》と甘草《かんぞう》を含む漢方薬が示す腹部所見は腹直筋の緊張です。芍薬《しゃくやく》と甘草《かんぞう》を含む漢方薬はツムラ保険適応一二八エキス剤中に三四種類あります。その中で、芍薬《しゃくやく》が一日量で四グラム以上の漢方薬は十一種類で、黄耆建中湯《おうぎけんちゅうとう》(98)、芎帰膠艾湯《きゅうききょうがいとう》(77)、桂枝加芍薬大黄湯《けいしかしゃくやくだいおうとう》(134)、桂枝加芍薬湯《けいしかしゃくやくとう》(60)、桂枝加朮附湯《けいしかじゅつぶとう》⑱、桂枝加竜骨牡蛎湯《けいしかりゅうこつぼれいとう》㉖、桂枝湯《けいしとう》㊺、四逆散《しぎゃくさん》㉟、芍薬甘草湯《しゃくやくかんぞうとう》(68)、小建中湯《しょうけんちゅうとう》(99)、当帰建中湯《とうきけんちゅうとう》(123)です。これらの漢方薬の腹部所見には腹直筋の緊張が提示されていることが多いですね。

また、芍薬甘草湯《しゃくやくかんぞうとう》(68)は二種類の生薬からなっていますので、こむら返りに有効だからと漫然と投薬を続けると、偽アルドステロン症誘発の危険の他に、薬剤の有効性が減弱します。

麻黄湯《まおうとう》㉗

麻黄《まおう》含有漢方薬は十三種類です。急性期の病気では汗をかかせて治療するために使用します。麻黄《まおう》は虚弱な人では胃に障りますので、注意が必要です。むしろモダン・カンポウでは胃に障る可能性がある麻黄《まおう》が飲める人を実証と定義しています。そして麻黄《まおう》が飲めない人が虚証となります。

麻黄湯《まおうとう》㉗は麻黄《まおう》、杏仁《きょうにん》、桂皮《けいひ》、甘草《かんぞう》の四種類の生薬で構成されています。桂皮《けいひ》を石膏《せっこう》に置き換えると麻杏甘石湯《まきょうかんせきとう》(55)になります。五虎湯《ごことう》(95)は麻杏甘石湯《まきょうかんせきとう》(55)に桑白皮《そうはくひ》を加えたものです。麻黄湯《まおうとう》㉗の桂皮《けいひ》を薏苡仁《よくいにん》に置き換えたものが麻杏薏甘湯《まきょうよくかんとう》(78)です。漢方エキス剤で最も麻黄《まおう》を多く含むものは、越婢加朮湯《えっぴかじゅつとう》㉘で一日量で六グラムです。それに続くのは五グラムの麻黄湯《まおうとう》㉗と神秘湯《しんぴとう》(85)です。麻黄附子細辛湯《まおうぶしさいしんとう》(127)は一番優しい麻黄《まおう》剤と呼ばれ、麻黄湯《まおうとう》㉗の裏処方とも表現されますが、実は麻黄《まおう》の量は四グラムで、葛根湯《かっこんとう》①や小青竜湯《しょうせいりゅうとう》⑲の三グラムより多いのですね。麻黄《まおう》の量によって単純に実証用、虚証用が決まっているのではないことがわかります。この点でも漢方が生薬の足し算の結晶であるとわかるでしょう。

桂枝湯《けいしとう》㊺

桂枝湯《けいしとう》㊺は、桂皮《けいひ》、芍薬《しゃくやく》、甘草《かんぞう》、大棗《たいそう》、生姜《しょうきょう》の五種類の生薬からなり、多くの漢方薬の基本構成となっています。急性発熱性疾患で、麻黄《まおう》剤では胃に障るような虚証の患者には、桂枝湯《けいしとう》㊺で発汗を促します。桂枝湯《けいしとう》㊺に麻黄《まおう》と葛根《かっこん》が加わると葛根湯《かっこんとう》①です。桂枝湯《けいしとう》㊺の芍薬《しゃくやく》を増量したものが桂枝加芍薬湯《けいしかしゃくやくとう》(60)です。桂枝加芍薬湯《けいしかしゃくやくとう》(60)に大黄《だいおう》を加えたものが桂《けい》桂《けい》枝加芍薬大黄湯《しかしゃくやくだいおうとう》⑬④です。桂枝湯《けいしとう》㊺に竜骨《りゅうこつ》と牡蛎《ぼれい》を加えると桂枝加竜骨牡蛎湯《けいしかりゅうこつぼれいとう》㉖です。桂《けい》枝湯《しとう》㊺に当帰《とうき》、木通《もくつう》、呉茱萸《ごしゅゆ》、細辛《さいしん》を加えると当帰四逆加呉茱萸生姜湯《とうきしぎゃくかごしゅゆしょうきょうとう》㊳です。

また、桂枝湯《けいしとう》㊺に膠飴《こうい》を加えると小建中湯《しょうけんちゅうとう》㊾になります。小建中湯《しょうけんちゅうとう》㊾に黄耆《おうぎ》を加えると黄耆建中湯《おうぎけんちゅうとう》㊿⑧です。当帰建中湯《とうきけんちゅうとう》⑫③には例外的に膠飴《こうい》がなく、桂枝湯《けいしとう》㊺に当帰《とうき》を加えたものです。小建中湯《しょうけんちゅうとう》㊾は腹痛と疲労がキーワードですが、元気がない子供や、大人にも有効です。参耆《じんぎ》剤と同じような効果があるとも思っています。

小柴胡湯《しょうさいことう》⑨

柴胡《さいこ》剤は亜急性期に頻用される漢方薬です。亜急性期は漢方では少陽病期と呼ばれます。こじれた状態、長引いた状態と理解すればよいのです。柴胡《さいこ》剤の中で頻用される小柴胡湯《しょうさいことう》⑨は、柴胡《さいこ》、黄芩《おうごん》、半夏《はんげ》、生姜《しょうきょう》、人参《にんじん》、甘草《かんぞう》、大棗《たいそう》の七種類の生薬から構成されています。「柴胡《さいこ》」という字を含む漢方薬には、通常柴胡《さいこ》の他に黄芩《おうごん》も含まれています。大柴胡湯《だいさいことう》⑧は大黄《だいおう》を含む柴胡《さいこ》剤、柴胡加竜骨牡蛎湯《さいこかりゅうこつぼれいとう》⑫は竜骨《りゅうこつ》と牡蛎《ぼれい》という鎮静作用のある生薬を含む柴胡《さいこ》剤、柴胡桂枝湯《さいこけいしとう》⑩は小柴胡湯《しょうさいことう》⑨に桂枝湯《けいしとう》㊺を合わせたもので、小柴胡湯《しょうさいことう》⑨よりやや虚証用になります。柴胡桂枝乾姜湯《さいこけいしかんきょうとう》⑪は温める生薬である乾姜《かんきょう》を含んでいる柴胡《さいこ》剤と理解するると最初は使いやすいと思います。四逆散《しぎゃくさん》㉟には柴胡《さいこ》という文字がありません。黄芩《おうごん》は含まれず、柴胡《さいこ》、枳実《きじつ》、芍薬《しゃくやく》、甘草《かんぞう》の四種類の生薬構成です。甘草《かんぞう》と四グラムの芍薬《しゃくやく》が含まれていますので、腹直筋の緊張を認めることが多いということです。

六君子湯《りっくんしとう》㊸

六君子湯《りっくんしとう》㊸は六種類の君薬《くんやく》と大棗《たいそう》・生姜《しょうきょう》からなっています。六種類の君薬《くんやく》とは、蒼朮《そうじゅつ》、人参《にんじん》、茯苓《ぶくりょう》、甘草《かんぞう》、陳皮《ちんぴ》、半夏《はんげ》です。六君子湯《りっくんしとう》㊸から陳皮《ちんぴ》と半夏《はんげ》を抜くと四君子湯《しくんしとう》㊿にな

ります。四君子湯《しくんしとう》㊿から生姜《しょうきょう》と大棗《たいそう》を抜いたものが十全大補湯《じゅうぜんたいほとう》㊽や啓脾湯《けいひとう》⑫⑧にもそのまま含まれています。六君子湯《りっくんしとう》㊸は人参《にんじん》剤の代表で気力を増す作用もあります。また食欲不振をメインターゲットに処方するといろいろな訴えが治ることを経験します。

補中益気湯《ほちゅうえっきとう》㊶

人参《にんじん》と黄耆《おうぎ》を含む漢方薬は参耆《じんぎ》剤と呼ばれ、その代表が補中益気湯《ほちゅうえっきとう》㊶と十全大補湯《じゅうぜんたいほとう》㊽です。十全大補湯《じゅうぜんたいほとう》㊽は地黄《じおう》を含む参耆《じんぎ》剤の代表で、補中益気湯《ほちゅうえっきとう》㊶は地黄《じおう》を含まない参耆《じんぎ》

JCOPY 88002-841

剤の代表です。地黄《じおう》を含まない参耆剤《じんぎ》は補中益気湯《ほちゅうえっきとう》㊶の他、帰脾湯《きひとう》(65)、加味帰脾湯《かみきひとう》(137)、半夏白朮天麻湯《はんげびゃくじゅつてんまとう》㊲、清暑益気湯《せいしょえっきとう》(136)、当帰湯《とうきとう》(102)、清心蓮子飲《せいしんれんしいん》(111)です。地黄《じおう》を含む参耆剤《じんぎ》は十全大補湯《じゅうぜんたいほとう》㊽の他、人参養栄湯《にんじんようえいとう》(108)と大防風湯《だいぼうふうとう》(97)です。

四物湯《しもつとう》(71)

四物湯《しもつとう》(71)は当帰《とうき》、芍薬《しゃくやく》、川芎《せんきゅう》、地黄《じおう》の四つの生薬より構成される漢方薬で血虚に有効と言われています。四物湯《しもつとう》(71)は単独で使用されることは少なく、四物湯《しもつとう》(71)を含有する漢方薬として、芎帰膠艾湯《きゅうききょうがいとう》(77)、大防風湯《だいぼうふうとう》(97)、当帰飲子《とうきいんし》(86)、十全大補湯《じゅうぜんたいほとう》㊽があり、また黄連解毒《おうれんげどく》湯《とう》⑮と四物湯《しもつとう》(71)を合わせたものは温清飲《うんせいいん》(57)です。温清飲《うんせいいん》(57)は柴胡清肝湯《さいこせいかんとう》(80)や荊芥連翹湯《けいがいれんぎょうとう》㊿にも含まれています。

加味逍遙散《かみしょうようさん》㉔

気うつを改善する漢方薬は香蘇散《こうそさん》(70)や半夏厚朴湯《はんげこうぼくとう》⑯、そして加味逍遙散《かみしょうようさん》㉔です。加味《かみ》逍遙散《しょうようさん》㉔で楽になるような気分を気うつと定義することも可能です。女性の三大漢方薬と言えば、当帰芍薬散《とうきしゃくやくさん》㉓、加味逍遙散《かみしょうようさん》㉔、桂枝茯苓丸《けいしぶくりょうがん》㉕です。更年期障害の第一選択です。

当帰芍薬散《とうきしゃくやくさん》㉓

婦人の薬剤を一つ選べと言われれば、加味逍遙散《かみしょうようさん》㉔や桂枝茯苓丸《けいしぶくりょうがん》㉕ではなく、なんと言っても当帰芍薬散《とうきしゃくやくさん》㉓です。当帰芍薬散《とうきしゃくやくさん》㉓は当帰《とうき》、芍薬《しゃくやく》、川芎《せんきゅう》の三つは四物湯《しもつとう》㉑から地黄《じおう》を抜いたものと、茯苓《ぶくりょう》、蒼朮《そうじゅつ》、沢瀉《たくしゃ》という利水剤から構成されています。四物湯《しもつとう》㉑から敢えて地黄《じおう》を抜くと、駆瘀血《くおけつ》作用が強くなるようです。当帰芍薬散《とうきしゃくやくさん》㉓で改善するような状態を虚証の瘀血《おけつ》と考えることも可能です。

桂枝茯苓丸《けいしぶくりょうがん》㉕

実証の駆瘀血《くおけつ》剤の代表格です。桂皮《けいひ》、茯苓《ぶくりょう》、牡丹皮《ぼたんぴ》、桃仁《とうにん》、芍薬《しゃくやく》の五種類の生薬から構成されています。利水剤は茯苓《ぶくりょう》しかなく、気を鎮める桂皮《けいひ》、そして駆瘀血《くおけつ》効果のある牡丹《ぼたん》皮《ぴ》、桃仁《とうにん》、芍薬《しゃくやく》からなっています。構成生薬の総和でまた薬の方向性が変わる可能性がありますが、このように構成生薬から理解することでもある程度理解可能です。桃仁《とうにん》を含む漢方薬は桂枝茯苓丸《けいしぶくりょうがん》㉕の他、桃核承気湯《とうかくじょうきとう》(61)、大黄牡丹皮湯《だいおうぼたんぴとう》㉝、疎経活血湯《そけいかっけつとう》(53)などがあり駆瘀血《くおけつ》剤としても働いています。

五苓散《ごれいさん》⑰

五苓散《ごれいさん》⑰は利水剤の代表です。茯苓《ぶくりょう》、蒼朮《そうじゅつ》、沢瀉《たくしゃ》、猪苓《ちょれい》という利水効果のある生薬と桂《けい》皮《ひ》から構成されています。最初は五苓散《ごれいさん》⑰で改善する状態が水毒と考えることもわかりやすいと思います。

陳皮《ちんぴ》と半夏《はんげ》も利水効果を示す生薬です。甘草《かんぞう》と乾姜《かんきょう》は甘草乾姜湯《かんぞうかんきょうとう》と言われ、エキス剤はありませんが、冷えと水毒の薬として有名です。小青竜湯《しょうせいりゅうとう》⑲や苓甘姜味辛夏仁湯《りょうかんきょうみしんげにんとう》(119)、苓姜朮甘湯《りょうきょうじゅつかんとう》(118)には甘草《かんぞう》と乾姜《かんきょう》が入っています。

真武湯《しんぶとう》㉚

真武湯《しんぶとう》㉚は茯苓《ぶくりょう》、芍薬《しゃくやく》、蒼朮《そうじゅつ》、生姜《しょうきょう》、附子《ぶし》の五種類の生薬から構成されます。真武湯《しんぶとう》

㉚の他、附子《ぶし》を含む漢方エキス剤は、桂枝加朮附湯《けいしかじゅつぶとう》⑱、八味地黄丸《はちみじおうがん》⑦、牛車腎気丸《ごしゃじんきがん》⑩⑦、大防風湯《だいぼうふうとう》⑨⑦、麻黄附子細辛湯《まおうぶしさいしんとう》⑫⑦があります。附子《ぶし》は乾姜《かんきょう》と並ぶ熱薬です。附子《ぶし》剤で改善する状態を陰証または寒証と考えることも可能です。

黄連解毒湯《おうれんげどくとう》⑮

黄連解毒湯《おうれんげどくとう》⑮は、黄連《おうれん》、黄芩《おうごん》、黄柏《おうばく》、山梔子《さんしし》の四つの生薬より構成されます。黄連《おうれん》は石膏《せっこう》と並ぶ冷やす生薬です。黄連《おうれん》や石膏《せっこう》で改善する状態を陽証または熱証と考えることも可能です。黄連《おうれん》と黄芩《おうごん》を含む漢方薬は瀉心湯《しゃしんとう》と言われ、黄連解毒湯《おうれんげどくとう》⑮の他、三黄瀉心湯《さんおうしゃしんとう》⑪⑬、半夏瀉心湯《はんげしゃしんとう》⑭などがあります。

大黄甘草湯《だいおうかんぞうとう》⑧④

大黄甘草湯《だいおうかんぞうとう》⑧④は大黄《だいおう》と甘草《かんぞう》の二種類の生薬から構成される漢方薬です。大黄《だいおう》を下剤としてのみ考えると漢方的にはつまらなくなります。大黄《だいおう》は駆瘀血《くおけつ》作用、向精神作用、静菌作用などがあり、実はいろいろな症状を改善します。大黄《だいおう》と芒硝《ぼうしょう》を含む漢方薬は承気湯《じょうきとう》と言われ、大黄《だいおう》、芒硝《ぼうしょう》と甘草《かんぞう》の三つからなるのが調胃承気湯《ちょういじょうきとう》(74)です。大黄《だいおう》、芒硝《ぼうしょう》、枳実《きじつ》、厚《こう》朴《ぼく》からなるのが大承気湯《だいじょうきとう》(133)です。桃核承気湯《とうかくじょうきとう》(61)は、桃仁《とうにん》、桂皮《けいひ》、甘草《かんぞう》、大黄《だいおう》、芒硝《ぼうしょう》です。大黄牡丹皮湯《だいおうぼたんぴとう》㉝は大黄《だいおう》、芒硝《ぼうしょう》、冬瓜子《とうがし》、桃仁《とうにん》、牡丹皮《ぼたんぴ》からなり大黄《だいおう》と芒硝《ぼうしょう》を含み承気湯《じょうきとう》類に含まれますが、承気湯《じょうきとう》という字は例外的に入っていません。

八味地黄丸《はちみじおうがん》⑦

八味地黄丸《はちみじおうがん》⑦は地黄《じおう》、山茱萸《さんしゅゆ》、山薬《さんやく》、沢瀉《たくしゃ》、茯苓《ぶくりょう》、牡丹皮《ぼたんぴ》、桂皮《けいひ》、附子《ぶし》の八つの生薬からなる漢方薬で、初老期の症状を治すパッケージのような漢方薬です。八味地黄丸《はちみじおうがん》⑦で治るような状態を腎虚と定義することも可能です。八味地黄丸《はちみじおうがん》⑦から桂皮《けいひ》、附子《ぶし》を抜いたものが六味丸《ろくみがん》(87)です。また八味地黄丸《はちみじおうがん》⑦に牛膝《ごしつ》と車前子《しゃぜんし》を加えたものが牛車腎気丸《ごしゃじんきがん》(107)です。

16. 簡単な漢方の歴史

現存する最古の漢方医書と呼ばれるものは、「黄帝内経《こうていだいけい》」で紀元前四〇〇から二〇〇年前頃に書かれたのではないかと言われています。「神農本草経《しんのうほんぞうきょう》」は後漢時代から三国時代に書かれたと言われている本草書（生薬の本）です。そして「傷寒論」も後漢後期に書かれたと言われています。

日本では正倉院に中国から輸入された生薬が今でも保管されています。他の文化と同じく朝鮮を経由して五世紀前後には日本に漢方も輸入されています。その後、遣隋使や遣唐使の僧侶たちによって医学的知識も輸入されました。その当時は、特権階級のための医療でしたが、室町時代から江戸時代にかけて庶民にも普及します。庶民と言ってもお金のある庶民や町民のための医療と思われます。

まず、漢方という言葉は、昔は必要ありませんでした。他に医療がないからですね。ところが鎖国と言いながらも、オランダ医学の存在が徐々に認知され、それと区別するために「漢方」という言葉が登場したと言われています。オランダ医学は「蘭方」と呼ばれました。

室町時代から日本に輸入された医学は、中国の金・元時代の医学で、「傷寒論」のものとは異なり、「後世派《ごせいは》」として区別します。江戸時代になり、後世派の漢方医学が本流でしたが、「傷寒論」の医学を本道とする「古方派《こほうは》」が登場します。つまり古方派の方が、後世派よりも新しいのです。

日本漢方は江戸時代に中国漢方とは異なる道を歩んだと言われ、腹部診察（腹診）を脈診よりも重要視するようになりました。漢方は中国生まれですが、日本の漢方は日本育ちといった感じでしょうか。その後、後世派でも古方派でも、良いところを利用しようという折衷派が登場しました。モダン・カンポウの立ち位置も現代医学の補完医療としての漢方のいいとこ取りですので、折衷派の考え方にも似ています。

その後、明治時代になり、西洋医学の急速な発達と普及により、漢方は不遇の時代を迎えます。西洋医の免許を取得したものでなければ漢方を処方してはならないという制度になりました。漢方不遇の時代の始まりとも言えますが、西洋医が補完医療として漢方薬を処方するというモダン・カンポウの考え方には沿っているものです。むしろ漢方医と西洋医がまったく違う分野として存在することは不利益と思っていますので、今から鑑みれば、正しい制度設計であったと私は思っています。

17. 古典を覗いてみよう

古典の読み方・親しみ方

古典を敢えて授業で学生に教える必要はありません。しかし、医史学の授業がない医学部では、簡単な医学の歴史、特に日本の医学史を説明することも必要と思っています。西洋医学がいかに急速に進歩したかを含めて、漢方の脈々とした歴史を語ることも意味があります。古典といっても学生にはまったくわかりません。簡単に簡潔に興味が持てる範囲の講義で十分と思っています。漢方を勉強する上では新しいものから古いものに向かって読んだ方がわかりやすいですが、講義では古いものから新しいものに進める方がわかりやすいかもしれません。古典に親しむという意味では、表紙や目次だけを見せることでも学生の思い出に残ると思います。

傷寒論

日本漢方のバイブルとも言われる「傷寒論」です。広義の「傷寒論」は、急性疾患を扱った「傷寒論」と雑病を扱った「金匱要略《きんきようりゃく》」に分けられます。約一八〇〇年前のものです。書物ではありません。書物というと印刷したものが紙に書かれていて、それが綴じられている印象です。ところが一八〇〇年前には紙が普及しておらず、印刷技術もありません。そこで、竹を割って糸で綴じて紙のようにした竹簡というものに、炭で記載したのです。つまり竹簡は高級品です。古いお経などで竹簡に記載されたものを見かけます。その「傷寒論」と「金匱要略」の竹簡に書かれた現物は現存しません。紙が普及した宋の時代に写し替えたものが今日我々が「傷寒論」と思っているものです。写し替えですので、写し間違いや、故意の加筆や削除があっても当然です。「後人の攙入文《ざんにゅうぶん》」といった記載は、後から誰かが加筆したもので原文ではないという意味です。

バイブルといってもすべてを真似しているわけではありません。「傷寒論」には柴胡《さいこ》剤は二度煎じる（再煎）と書いてありますが、煎じ薬を使用している医師でも再煎を勧める医師はまれでしょう。また柴胡《さいこ》加竜骨《かりゅうこつ》牡蛎湯《ぼれいとう》⑫には原典では鉛丹《えんたん》が入っていますが、今時、重金属中毒の可能性がある鉛丹《えんたん》を加えることはないと思います。

昔の知恵のいいとこ取りをすればよいと思っています。私たちは西洋医学の補完医療として漢方エキス剤を使用することが立ち位置ですから。葛根湯《かっこんとう》①の条文は以下で、最も有名なものです。他にもあちらこちらで葛根湯《かっこんとう》①は「傷寒論」に登場します。

太陽病、項背強几几、無汗、悪風、葛根湯主之
葛根湯方
葛根四両　麻黄三両去節　桂枝二両去皮　生姜三両切　甘草二両炙　芍薬二両　大棗十二枚擘
右七味、以水一斗、先煮麻黄、葛根、減二升、去白沫、内諸薬、煮取三升、去滓、温服一升、覆取微似汗
餘如桂枝法將息及禁忌

葛根湯《かっこんとう》①の目標は「項背強几几、無汗、悪風」だけです。つまり首の後ろから肩、背中がこり、汗はなくて悪風するというのが目標になっています。そのあとに葛根《かっこん》から大棗《たいそう》ま

で七つの薬草が書いてあり、その時の調整法、つまり皮をとって炙って使えなどの指示があり、そして分量も載せてあります。そのあとに煎じる方法が書いてあります。水一斗を用いてはじめに麻黄《まおう》と葛根《かっこん》を入れて沸騰させて白い泡をとり、その後残りの生薬を入れて、カスを捨てて、温めて飲むこと。そして汗を出しなさい。食べてはいけないものや飲み方は桂枝湯《けいしとう》㊺のところに書いてあるのと同じだから、しっかり養生しなさいと書き加えられています。一八〇〇年前の記載とは思えませんね。

薬徴

「薬徴」は吉益東洞《よしますとうどう》が著したもので、五十三種の生薬の解説が書かれています。江戸中期この五十三種がよく使用されたということと思って読んでいます。葛根湯《かっこんとう》①の構成生薬では生姜《しょうきょう》を除く六種類の生薬解説が以下のように記載されています。尾台榕堂《おだいようどう》校註の重校薬徴の文言で記載します。

葛根《かっこん》　項背強急を主治し、喘して汗出ずるを兼治す。
麻黄《まおう》　喘咳水気を主治す。故に一身黄腫、悪風、悪寒、無汗を治し、頭痛、発熱、身

桂枝《けいし》　疼、骨節痛を兼治す。上衝を主治す。故に奔豚、頭痛、冒悸を治す、発熱、悪風、自汗、身体疼煩、骨節疼痛、経水の変を兼治す。

芍薬《しゃくやく》　結実して拘攣するを主治す、故に腹満、腹痛、頭痛、身体疼痛、不仁を治し、下利、煩悸、血証、癰膿を兼治す。

甘草《かんぞう》　急迫を主治す。故に厥冷、煩躁、吐逆、驚狂、心煩、衝逆等の諸般の急迫の証を治し、裏急、攣急、骨節疼痛、腹痛、咽痛、下利を兼治す。

太棗《たいそう》　攣引強急するを主治す。故に能く胸脇引痛、咳逆、上気、裏急、腹痛を治し、奔豚、煩躁、身疼、頸項強、涎沫するを兼治す。

生姜《しょうきょう》　記載なし

類聚方広義

「類聚方《るいじゅほう》」は吉益東洞《よしますとうどう》が江戸中期に著したもの。それに江戸後期に尾台榕堂《おだいようどう》が校註を付けて解説を加えたものです。吉益東洞は古方派にて、「傷寒論」・「金匱要略」の処方の二〇一を解説しています。面白いことは未施行方の中に、当帰芍薬散《とうきしゃくやくさん》㉓や麦門冬湯《ばくもんどうとう》㉙が含まれていることです。今や婦人の漢方薬の第一選択となっている当帰芍薬散《とうきしゃくやくさん》㉓が未施行方であることが興味深いのです。一八〇〇年前に登場している当帰芍薬散《とうきしゃくやくさん》㉓も紆余曲折を経て、今日の地位にあると思っています。

勿誤薬室方函口訣

「勿誤薬室方函口訣《ふつごやくしつほうかんくけつ》」は江戸末期から明治初期の漢方医である浅田宗伯《あさだそうはく》が著した書物です。浅田宗伯は折衷派と呼ばれ、古方でも後世方でもよいものは何でも使用しました。その使用経験をいろは順に並べたものです。最近のものは、あいうえお順に並べ替えたものもあります。葛根湯《かっこんとう》①は以下の記載です。

葛根湯《かっこんとう》

此方外感の項背強急に用いることは五尺の童子も知ることとなれども古方の妙用種々ありて思議すべからず。譬へば積年肩背に凝結ありて其痛時々心下にさしこむ者此方にて一汗すれば忘るるが如し。又独活地黄《どっかつじおう》を加えて産後柔中風を治し又蒼朮附子《そうじゅつぶし》を加えて肩痛臂痛を治し川芎大黄《せんきゅうだいおう》を加えて脳漏及び眼耳痛を治し荊芥大黄《けいがいだいおう》を加えて疳瘡黴毒を治するが如き其効用摟指しがたし。宛も論中合病下利に用い痓病に用いるが如し。

難しい漢字が並んでいますが、いろいろな症状に葛根湯《かっこんとう》①は使用されたのだと理解していただければ十分です。症状に難しい漢字が並んでいます。今から考えるとこんな病気だろうということは、ある程度想像がつきますが、アナログの世界では、現代の医学的病名とは当然同じはずがありません。私はいつも○○もどき、○○のような症状、として読み進めています。

18. 漢方の神髄の講義

伝統的漢方の講義

必修授業ではモダン・カンポウの立ち位置で、選択授業では伝統的漢方の授業も可能と感じています。しかし、もしも必修授業のコマ数が多く、八コマ近くあれば、その中の一コマに伝統的な漢方を行っている先生を講師に招いて講義をしていただくことも悪くない授業構成と思っています。モダン・カンポウとは違う立ち位置の講義を聴くという意味です。この本の土台となっている、二〇一一年十二月十七日に新宿で行われた講演会「医学教育のための漢方セミナー」での松田邦夫先生の講義は、そんな立ち位置から医学生にも最高の授業になるであろうと思います。

その前にアナログの再確認

モダン・カンポウではできる限り仮想病理概念の登場を控えています。ましてや仮想病理概念から仮想病理概念の誘導を行わないようにしています。それが整合性を保ちやすいからです。それが、西洋医学を志す、西洋医学を学んでいる学生にはわかりやすい入門的立ち位置だからです。

ある大学では、八コマの漢方の講義に八人の漢方の専門家を招いて講義を行っているそうです。その結果を伺うと、学生のアンケートからは、面白くない講義という印象を多くの学生が持っているそうです。矛盾の宝庫に映るでしょうから致し方ない結果と思っています。現代医学のデジタル感覚に慣れ親しんでいる学生に、突然に漢方のアナログ感覚はそぐわないのです。よほど賢い学生は、こちらから漢方のアナログ感、西洋医学のデジタル感を教えなくても、自然と理解しているものと思っています。アナログである以上、それぞれの講師が語る、演者が語る漢方に相互矛盾が多々あり得るということを迎える立場のこちらが理解していることが必須です。せめてご自身の講義の中だけは整合性を保っていただきたいと念じています。念じているということは、こちらからお願いすることは失礼にあたるが、できればそうしてもらいたいという思いですね。

矛盾は致し方ないと腑に落とす

アナログであるということは、沢山の理論が並立した時に、片方が他方を論破できないということです。デジタル的な、論理的な、サイエンティフィックな論調であれば、複数の理論が並立しても、自然と一つ一つが論破されていくことが当然の過程です。ところがアナログではよほど間違った理論は論破されますが、そこそこ役に立つものであれば、生き残るのです。学生には宗教と似ていると話をします。宗教こそアナログ的です。今時の日本で人を殺してもいいというような宗教は退場でしょうが、そこそこ現代の生活に問題がなければ、沢山の宗教がこの日本にも存在します。沢山の宗教が併存し、それぞれを信じている人は、自分の宗教が一番よいと思っているはずです。そのように漢方のアナログ感を理解して、講義に参加すると、いろいろな論理矛盾を比較的寛大に受け入れられるのではないでしょうか。

そして漢方の神髄を専門家から伺おう

漢方の専門家から漢方の楽しさや、面白さを伺うのも楽しい授業になると思っています。

私は専門家ご自身から、漢方の限界や欠点などが挙げられることが、バランス良くフェアーな授業として学生には捉えられると感じていますが、それは講師次第ということになります。少なくともこの本に載っている松田邦夫先生の講演は西洋医が拝聴しても素直に聴けて、漢方の魅力に触れる最高のものと思っています。

19. 漢方を体感しよう（実習）

実習

もしも授業のコマ数が多いのであれば、是非実習をお勧めします。もしも時間が少なくても漢方の試飲を学生にしてもらうことは良い思い出になるはずです。漢方が生薬の足し算であるということ、そして実はテーラーメード医療・オーダーメード医療なのです。この個別的な有益性を導くための昔ながらの方法が、漢方理論で漢方診療です。コマ数が少ない時は授業中に試飲してもらう方法が良いと思います。わたしは黄連解毒湯《おうれんげどくとう》⑮と六君子湯《りっくんしとう》㊸の煎じ薬を飲んでもらって味わってもらって、どちらがおいしく感じるかなどを尋ねます。一〇〇人の学生がいる時に、この好き嫌いが分かれるのですね。実証の人は黄連解《おうれんげ》毒湯《どくとう》⑮をおいしいと感じ、虚証の人は六君子湯《りっくんしとう》㊸をおいしいと感じます。

生薬を見よう、触ろう、嗅ごう、味わおう

八時間以上漢方の授業コマ数があれば、一コマを生薬の実習に当てることも有益です。一一ツムラ一二八漢方製剤を構成する一一八生薬をすべて用意することも楽しいですね。一一八生薬どれも噛んで味わうことができますが、半夏《はんげ》と天南星《てんなんしょう》にはご注意ください。半夏《はんげ》と天南星《てんなんしょう》には強いえぐみがあり、少量でしばらくは「おえっとした感覚」が喉に残ります。半夏《はんげ》はよほど興味がある学生にだけ少量を味わってもらいましょう。えぐみの後は生姜《しょうきょう》を飲むと、それが軽くなると言われていますので、そんな生姜《しょうきょう》の効果を試すのも、興味のある学生には楽しいでしょう。また、生薬の試飲や試食は、嫌がる学生への無理強いは禁物です。食物アレルギーが生じることもありますので。

生薬は、基原となる植物、鉱物、動物を説明し、それらのどの部分を使用するかの解説を加えます。そして販売される状態は、煎じやすく粉砕、裁断されたものです。

たとえば生薬の阿膠《あきょう》は、ロバなどの動物の膠《にかわ》、つまりゼラチン部分です。ですから基原となる動物はロバの絵や写真となります。蝉退《ぜんたい》はセミの抜け殻ですから、基原の動物はセ

ミですね。牡丹皮《ぼたんぴ》は、花で有名な牡丹《ぼたん》の根の皮です。基原は牡丹《ぼたん》という植物で、使用部分は根となります。桃仁《とうにん》は桃の種ですね。基原は桃という植物で、桃の種を割った中の種を仁《にん》といいます。そんな説明も楽しいですね。そんなものを医療として使用した昔の知恵が、そしてそれが今でも補完医療としてそこそこ効果があることが魅力と思っています。

漢方薬を煎じてみよう

もう一つの実習は、漢方薬を実際に作る自習です。生薬の足し算を理解するには最も良い機会と思います。いくつかのグループに分けて、それぞれのグループが希望する漢方薬を作成してもらっても楽しいですね。またこちらから、作る漢方薬を指示してもよいかもしれません。いろいろな味があるということがわかります。

20. 実際の授業構成例

教科書は拙著の「明日から本当に使える漢方薬シリーズ①②③」と「今日から本当にわかるシリーズ①②」を使用して頂いても結構です。もちろん他の立ち位置もありです。特に必修授業として行う時には、将来一般西洋医が比較的簡単に使用できる方法、その時に理解しておくべきことと、使用できると日常診療に幅が広がることなどを念頭に進めると、学生の興味を維持できると思っています。実習も可能であれば興味が湧く材料です。できる限り最初から漢方理論や漢方診療には踏み込まず、仮想病理概念を必要としない話から導入していくことが大切と感じています。仮想病理概念を学びたい学生もいます。多くのコマ数がある場合には最後の方で、または選択授業で行うことが他の学生の興味を削ぎません。あまりにも難しい話はアンチ漢方を増やすだけと危惧しています。

八コマの必修講義の場合

1コマ　「トライモダン・カンポウ」
漢方の魅力と漢方薬の読み方
（教科書）簡単モダン・カンポウ

2コマ　「西洋医のための処方方法」
まず、病名や症状からの漢方薬治療で
（教科書）フローチャート漢方薬

3コマ　「症例から学ぶ」
実際の症例から学ぶ漢方の長所と短所
（教科書）症例モダン・カンポウ

4コマ　「更なる処方選択の知恵」
漢方の処方のルールを知る
（教科書）鉄則モダン・カンポウ

5コマ　「生薬実習」
保険適応漢方エキス剤を構成する生薬に親しむ
（教科書）簡単モダン・カンポウと本書

6コマ　「漢方薬実習」
漢方薬を自分たちで作成し、試飲する
（教科書）簡単モダン・カンポウと本書

7コマ　「漢方の神髄」の招待講演
漢方の奥の深さを学ぶ
（教科書）本書の松田邦夫先生の講義

8コマ　「国家試験対策とまとめ」
国家試験の予想問題と講義のまとめ
（教科書）本書に予想問題あり
（＊教科書はすべて新興医学出版社刊）

四コマの必修講義の場合

1コマ「トライモダン・カンポウ」
漢方の魅力と漢方薬の読み方
（教科書）簡単モダン・カンポウ

2コマ「西洋医のための処方方法」
まず、病名や症状からの漢方薬治療で
（教科書）フローチャート漢方薬

3コマ「症例から学ぶ」
実際の症例から学ぶ漢方の長所と短所
（教科書）症例モダン・カンポウ

4コマ「更なる処方選択の知恵」　漢方の処方のルールを知る
（教科書）本当に明日から使える漢方薬7時間速習コース
（教科書）鉄則モダン・カンポウ

二コマの必修講義の場合

1コマ　「トライモダン・カンポウ」
漢方の魅力と漢方薬の読み方
（教科書）簡単モダン・カンポウ

2コマ　「西洋医のための処方方法」
まず、病名や症状からの漢方薬治療で
（教科書）フローチャート漢方薬

一コマの必修講義の場合

＊次頁の実録をご参考下さい。

実録　漢方授業

帝京大学編

帝京大学医学部では漢方の授業は九十分が二コマで、薬理学の授業の一部です。その一コマを私が担当しています。連続二コマで、最初の一コマを株式会社ツムラの学術の方が行い、私はそれに引き続いての授業です。最初の授業で、漢方理論や漢方の副作用などの話もあり、私は漢方の魅力を臨床医の立場から学生に語りかけました。漢方用語や漢方理論は使用せずに講義をします。コマ数が少ない授業では、漢方が臨床で役立つことがあるというメッセージを伝えることが大切と思っています。学生は残念ながら、漢方の胡散臭さを払拭するには絶好の機会である臨床体験を経験できません。ですから、あまりにも仮想病理概念のチェーンのような話をすると深みにはまるだけで、興味が激減すると感じています。むしろ、「なんとなく感じている胡散臭さは将来君たちが臨床で実際に漢方を処方すると払拭できるよ」と語りかけるようにしています。臨床での有益性、基礎研究の紹介、伝統的漢方とモダン・カンポウの立ち位置の違いなどを説明して九十分が終了しました。

防衛医大編

防衛医大では漢方の講義は九十分が四コマで、総合臨床部の講義の一部です。今回は四コマすべてを私が担当しました。四コマあると楽しいですね。実習に近い生薬の体験と漢方の煎じ薬の試飲を毎回組み込めますので。

【一回目】

株式会社ツムラに用意してもらった大きなプラスチックの瓶入りの約一〇〇種の生薬を使用しました。ツムラが提供している保険適応漢方エキス剤は一二八種類ですが、それらを構成する生薬は合計で一〇八です。いくつかは用意できませんでしたが、約一〇〇種類が揃うと圧巻です。これを約八〇人の学生の机にそれぞれ一個ずつ置きます。残りの二十個は最前列の机に置きます。そして、私が作成した生薬解説のオリジナルパンフレットを配ります。あいうえお順で目次入りです。そして、三十秒毎に合図をして、隣または後ろに順送りします。最後尾の生薬瓶は最前列に私が移動します。学生は回ってきた生薬をオリジナルパンフレットを参照しながら、眺めたり、触ったり、匂いを嗅いだりするのです。寝ている暇はありません。三十秒毎に回ってきますので。そしてみんな結構楽しそうに生薬に親しんでいました。最初の二十分ほど私の自己紹介や私が漢方にはまった経過などを話して、そして残りの五十分を使用して一〇〇種類の生薬に親しみました。その間に、六君子湯《りっくんしとう》㊸と黄連解毒湯《おうれんげどくとう》⑮を煎じ薬で作成します。一〇〇種類の生薬の体験が終了した後、六君子湯《りっくんしとう》㊸と黄連解毒湯《おうれんげどくとう》⑮の解説をします。生薬の足し算が漢方薬であることを実感してもらいます。そして全員に六君子湯《りっくんしとう》㊸と黄連解毒湯《おうれんげどくとう》⑮を飲んでもらって、何人かに、その感想を述べてもらいます。黄連解毒湯《おうれんげどくとう》⑮の方がおいしいといった学生が十名近くいました。残り七十名は六君子湯《りっくんしとう》㊸がおいしいと応えました。また、黄連解毒湯《おうれんげどくとう》⑮は苦いが結構飲める、悪くはないと思った学生が半数近くいました。意見の集約はコピー用紙の片面全体に赤の印刷をしたものを使いました（裏は印刷していませんので白です）。そして赤または白をこちらに向けて示してもらう方法で行いました。これは私が参加したハーバード白熱教室でピーター・サンデル教授が行っていたもので、とてもわかりやすく、感動したので模倣しました。挙手させる方法は人数を数えないとはっきりわかりません。また、挙手が中途半端な者がいるとまたわかりにくいのです。その点、赤または白の用紙をこちらに向けてもらう方法は即座に赤と白の色の割合を判断できます。とても有用な方法と思っています。

【二回目】

前回の黄連解毒湯《おうれんげどくとう》⑮と六君子湯《りっくんしとう》㊸の味の違いをもう一度、赤と白の用紙で確認します。

ここで人それぞれ味に対する感性が違うことがある事実を認識してもらうのです。また、筋肉質か、声が大きいか、食事が速いか、空腹でも我慢できるか、便秘か、お腹ががっちりしているか、寒さに強いか、などなどの質問をします。そしてその度に赤または白で示してもらいます。そんなことをやりながら、黄連解毒湯《おうれんげどくとう》⑮が嫌いでない人は実証っぽい選択肢を多く選び、六君子湯《りっくんしとう》㊸が好きな人は虚証っぽい選択肢を多く選ぶということを感じてもらうのです。それが漢方のオーダーメード感です。そしてより有効な漢方薬を探すために、オーダーメード的にするために漢方理論があると説明します。そして、風邪の漢方処方の話に移ります。実証から虚証に向かって、麻黄湯《まおうとう》㉗、葛根湯《かっこんとう》①、麻黄附子細辛湯《まおうぶしさいしんとう》(127)、香蘇散《こうそさん》(70)と私のフローチャートでは並んでいますが、そんな説明を加えます。そして、上記四種類の漢方煎じ薬を授業中に作成し、最後に飲んでもらうのです。漢方が生薬の足し算であることを腑に落としてもらいながら授業は進みます。

【三回目】

煎じ薬は、桔梗湯《ききょうとう》(138)、芍薬甘草湯《しゃくやくかんぞうとう》(68)、補中益気湯《ほちゅうえっきとう》㊶、半夏瀉心湯《はんげしゃしんとう》⑭を用意しました。今回は処方名を隠して、A、B、C、Dとして全員で試飲し、教室全体でどれがどれかを議論して決めてもらいます。桔梗湯《ききょうとう》(138)は甘草《かんぞう》が三グラム、芍薬甘草湯《しゃくやくかんぞうとう》(68)は甘草《かんぞう》が六グラムで、甘草《かんぞう》含有漢方薬は国家試験にも実際に出題されているので、興味を持ってもらうためです。半夏瀉心湯《はんげしゃしんとう》⑭は黄連《おうれん》の味がヒントで鑑別ができればと思います。そんな討論をしながら、教室全体で盛り上がって、漢方に親しめばしめたものですね。臨床研究や基礎研究の話を交えて、これは帝京大学での私の一コマ講義とほぼ重複している部分で、そして終了です。

【四回目】

煎じ薬は桂枝茯苓丸《けいしぶくりょうがん》㉕、当帰芍薬散《とうきしゃくやくさん》㉓、呉茱萸湯《ごしゅゆとう》㉛、五苓散《ごれいさん》⑰を揃えました。授業の折々に赤白の用紙を使用してアンケートを採ります。漢方理論の話を少し聞きたいという意見が前回あったので、少々織り込むことにしました。駆瘀血《くおけつ》剤を二つ用意し、また水毒用に五苓散《ごれいさん》⑰を揃えました。漢方理論は最初から振りかざすと、胡散臭さを助長しますが、漢方に幾分興味を持ち始めてから、昔の知恵を垣間見ることは楽しいようです。そんな興味を維持する作戦で誘導をしながら、最後に簡単なわかりやすい漢方理論の話を交えることは悪くないと思いました。症例の話を聞きたいという意見も多かったので、上手くいった症例や苦労した症例などを披露して、また漢方の魅力や欠点を説明して九〇分で四コマの授業は終了しました。生薬の体験実習と煎じ薬の試飲は多くの学生の思い出に残ったようでした。薬草園の見学を希望する学生が多かったことは驚きでした。

21. 国家試験予想問題

医師国家試験の既出問題

第一〇六回（二〇一二年）医師国家試験　D問題9

一、甘草を含む漢方薬服用中に高血圧症をきたした患者で、低下していると考えられる血清電解質はどれか。

a　Na

b　K

c　Ca

d　P

e　Mg

解答　b

二、五十歳の女性。更年期障害に対してエストロゲン製剤によるホルモン補充治療を受けている。症状が改善しないため主治医に漢方薬を服用したいと申し出た。医師の発言として適切なのはどれか。

a「薬局で買って服用して下さい」
b「当院では漢方薬は処方していません」
c「漢方に詳しい医師と使用を検討します」
d「科学的根拠が乏しいので使用しません」
e「保険適応ではないので、処方できません」

正解　c

三、七十二歳の男性。ある病院から生活習慣病やいろいろな訴えに対して二十種類以上の薬剤を処方されている。患者は内服薬の減量を目的に漢方処方を希望して来院した。最も適切な医師の発言はどれか。

a　「漢方の適応はありません」
b　「漢方にはエビデンスがありません」
c　「当院では漢方を処方していません」
d　「漢方薬の処方知識がある医師と相談してみます」
e　「内服薬は漢方薬だけにして、一か月後に再診しましょう」

正解　d

四、麻黄《まおう》含有漢方薬で起こりうる副作用ではないものはどれか

a　動　悸
b　尿　閉
c　高血圧
d　狭心症発作
e　低カリウム血症

正解　e

五、低カリウム血症をきたす薬物はどれか。

a　抗コリン剤
b　甘草《かんぞう》含有漢方薬
c　スピロノラクトン
d　アンジオテンシン変換酵素阻害薬
e　アンジオテンシンⅡ受容体拮抗薬

正解　b

六、小柴胡湯《しょうさいことう》と併用禁忌の薬物はどれか。
a　ペニシリン
b　副腎皮質ステロイド
c　インターフェロン製剤
d　非ステロイド抗炎症薬
e　アンジオテンシンⅡ受容体拮抗薬

正解　c

七、甘草《かんぞう》にみられる副作用はどれか。三つ選べ。

a　動悸
b　不眠
c　浮腫
d　高血圧
e　低カリウム血症

正解　c, d, e

八、六十八歳の女性。一週前から下腿に浮腫が出現したため来院した。一か月前から不定愁訴に対して漢方薬を服用している。脈拍七六／分、整。血圧一五二／九四mmHg。適切な対応はどれか。

a　経過観察
b　漢方薬中止
c　カリウム製剤の投与
d　ループ利尿薬の投与
e　アンジオテンシン変換酵素阻害薬の投与

正解　b

九、慢性肝炎のインターフェロン治療に併用禁忌の薬物はどれか。

a　小柴胡湯《しょうさいことう》
b　副腎皮質ステロイド
c　甲状腺ホルモン製剤
d　非ステロイド抗炎症薬
e　アンジオテンシン変換酵素阻害薬

正解　a

十、六十四歳の男性。乾性咳嗽と労作時呼吸困難とを主訴に来院した。二か月前から小柴胡湯《しょうさいことう》を投与されている。意識は清明。体温三七・一℃。両胸下部に捻髪音を聴取する。動脈血ガス分析にて PaO_2 50 Torr。行うべき対応はどれか。二つ選べ。

a　酸素投与
b　胸腔穿刺
c　気管内挿管

d　β_2刺激薬吸入
e　小柴胡湯《しょうさいことう》中止

正解　a、e

十一、七十八歳の女性。二週前から出現した下腿浮腫を主訴に来院した。こむら返りに対して近医で二か月前から芍薬甘草湯《しゃくやくかんぞうとう》を投与されている。この患者で予想される血液検査所見はどれか。
a　高レニン血症
b　低カリウム血症
c　低ナトリウム血症
d　高アルドステロン血症
e　代謝性アシドーシス

正解　b

十二、低カリウム血症をきたす薬物はどれか。二つ選べ。
a　芍薬甘草湯《しゃくやくかんぞうとう》

b　フロセミド
c　フェニトイン
d　スピロノラクトン
e　プロプラノロール

正解　a、b

十三、通仙散《つうせんさん》による全身麻酔により日本で最初に乳がん摘出手術に成功したのは誰か。
a　吉益東洞
b　華岡青洲
c　尾台榕堂
d　貝原益軒
e　浅田宗伯

正解　b

十四、偽アルドステロン症をきたす薬物はどれか。二つ選べ。
a　ループ利尿薬

b　甘草含有漢方薬
c　甲状腺ホルモン剤
d　グリチルリチン製剤
e　アンジオテンシン変換酵素阻害薬

正解　b、d

十五、五八歳の男性。四日前から咳嗽と息切れとが出現したため来院した。四週前から近医より小柴胡湯《しょうさいことう》を処方されている。胸部では捻髪音が聴取される。診断確定に必要な検査はどれか。二つ選べ。

a　呼吸機能
b　血液培養
c　喀痰細菌培養
d　胸部単純CT撮影
e　肺血流シンチグラフィー

正解　a、d

十六、薬物依存性がないのはどれか。

a　睡眠薬
b　漢方薬
c　鎮痛薬
d　向精神薬
e　精神刺激薬

正解　b

十七、漢方薬の適応があるのはどれか。二つ選べ。

a　大腸癌
b　敗血症
c　花粉症
d　急性心筋梗塞
e　逆流性食道炎

正解　c、e

あとがき

教壇から教室内の学生を眺めると、ほとんどすべての学生の顔や仕草が目に入ります。今から約三十年前、私が学生のころは出席を取る授業も極わずかで、強制的な出席義務はほとんどなく、楽しそうな授業にのみ出席していました。それでも興味がわかない授業では居眠りをしたり、他の本を読んだり、こそこそ話をしていました。そんな光景はすべて教壇からは見えていたのですね。昔の自分はお世辞にも品行方正で優秀な学生とは言えないですね。そんな学生時代を思い出すと、目の前の学生が集中していない光景を見ても腹立たしいと言うよりも、むしろ「自分の授業がつまらないのだろう」と思えるのです。

最近は、授業前に学生とルールを決めるようにしています。私語は禁止。ペットボトルはオーケー。食事やガムはダメ。化粧も禁止。つまらないときは寝てもいいとしています。寝ている学生の人数を見ると自分の授業がどの程度面白いのかが判断できるのです。それが、私自身の授業の反省にも、今後の参考にもなるからです。

JCOPY 88002-841

授業は生き物ですね。学年によっても、大学によっても、年度によっても、そしてこちらの授業への意気込みによっても、当然に反応が違います。ですから臨機応変に学生の雰囲気を嗅ぎ取って、授業をするように心がけてもいます。すこしでも楽しく有意義な授業になるようにと願いながら。

学生はかわいいですね。無限の可能性があるようで。自分の昔を見ているようで。でも教員にとっては、教室は修羅場ですよね。自分の指導能力を試されているようで。学生が興味を持ってくれる授業をいつも目指しています。私の漢方の講義で、まず念頭におくことは、絶対に漢方嫌いを作らないということです。講義をして、そしてアンチ漢方を作ったのではなんのための講義かわかりませんね。そして、漢方の短所もしっかり教えるようにしています。そして、学生に伝えたいことはひとつ。「西洋医学は直球、漢方は変化球。ともかくしっかりした西洋医になってください。そして困ったことがあったら、漢方という変化球も悪くはないですよ」というメッセージを送ることをいつも心に持っています。この立ち位置を守って話をしていると、少々脱線しても上手くいきます。

さて、この本を書くきっかけとなった出来事は二〇一一年十二月に行われた教育者向けの講演会です。その企画が株式会社ツムラから私に持ち込まれたときには困惑しました。なぜ私がやらなければならないかという率直な疑問です。漢方が保険適応とされて三十年以上が経過しています。全国のほとんどの大学で八コマにも及ぶ漢方の授業が行われているとのアンケート調査の結果も出ています。漢方を教える方法などは当然に既に出来上がっていると思っていたからです。ところが教育現場では多くの悩みがあることに気がつきました。教える人がいない、教え方がわからない、魅力ある講義の仕方がわからない、西洋医がどのように漢方の講義すれば良いのかなどの疑問です。そして教えれば教えるほど漢方嫌いになる学生が増えるという懸念の声もありました。

そんな時に、私が広めたいと思っているモダン・カンポウという立ち位置がそのまま役に立つのだと腑に落ちたのです。モダン・カンポウは西洋医が西洋医学的治療の補完医療として保険適応漢方エキス剤で対処することです。つまりその立ち位置であれば漢方に興味がある西洋医が講義をすればよいのです。ほとんどの学生は西洋医になりたいのであって、純粋な漢方医を目指す学生はごくまれです。西洋医を志す学生のための講義を行えば、それで必要十分であるということです。そんな授業を作り上げるためにお役に立つのであれば、教育者向けの講演をお引き受けしようと思ったのです。

そして、講演を行い、漢方に興味を持つ、そして漢方の授業編成に責任ある立場の先生方に各地から集まって頂き、松田邦夫先生の特別講演と並んで、私が精一杯の講演を行うと、予想していた以上の高評価を頂きました。もちろん、松田邦夫先生の特別講演が素晴らしかったことがなによりも大切な要因ですが、西洋医を志す学生が知っておくべきことをわかりやすく説明した私の講演も有益であったと思いました。

そして、同じような講演会を全国で行ってもらいたいという要望が各地から起こりました。もちろん各地で講演をすることは私にとっても楽しく、教育的立場の先生方にとっても有益なことです。しかし、講演会に出席できない先生方のためには書籍として書き下ろすことがより大切であるとの結論に至りました。

もちろん、私の漢方の師匠である松田邦夫先生の日頃のご指導がなければ、今の私はありません。松田先生の講義がなければ、講演会も締まりの無いものになったでしょう。松田先生の分担執筆がなければ、この本の価値も急落します。日頃、人生の生き方を、漢方の神髄を教えて頂いている共著者の松田邦夫先生にこの場を借りて御礼申し上げます。

最後に、この本が西洋医を目指す学生さんに魅力ある漢方の授業を行おうとされる先生方のお役に立てることを切に願っています。

新見正則

参考文献

松田邦夫、症例による漢方治療の実際．創元社、一九九二．

松田邦夫、万病回春解説．創元社、二〇〇九．

松田邦夫・稲木一元、漢方治療のファーストステップ改訂二版．南山堂、二〇一一．

松田邦夫・稲木一元、臨床医のための漢方［基礎編］．カレントテラピー、一九八七．

松田邦夫、巻頭言、私の漢方治療．漢方と最新治療一三（一）、二一四、世論時報社、二〇〇四．

稲木一元・松田邦夫、ファーストチョイスの漢方薬．南山堂、二〇〇六．

大塚敬節、大塚敬節著作集　第一巻～第八巻 別冊．春陽堂、一九八〇―一九八二．

大塚敬節・矢数道明・清水藤太郎、漢方診療医典．南山堂、一九六九．

大塚敬節、症候による漢方治療の実際．南山堂、一九六三．

大塚敬節、歌集杏林集．香蘭詩社、一九四〇．

大塚敬節、漢方の特質．創元社、一九七一．

大塚敬節、漢方と民間薬百科．主婦の友社、一九六六．

大塚敬節、東洋医学とともに．創元社、一九六〇．

大塚敬節、漢方ひとすじ、五十年の治療体験から．日本経済新聞社、一九七六．

日本医師会 編、漢方治療のABC、日本医師会雑誌臨時増刊号一〇八（五）．一九九二．

新見正則、本当に明日から使える漢方薬．新興医学出版社、二〇一〇．

新見正則、西洋医がすすめる漢方．新潮社、二〇一〇．

新見正則、プライマリケアのための血管疾患のはなし漢方診療も含めて．メディカルレビュー社、二〇一〇．

新見正則、フローチャート漢方薬治療．新興医学出版社、東京、二〇一一．

新見正則、じゃぁ、死にますか？ リラックス外来トーク術．新興医学出版社、二〇一一．

新見正則、簡単モダン・カンポウ．新興医学出版社、二〇一一
新見正則、じゃぁ、そろそろ運動しませんか？ 新興医学出版社、二〇一一．

新見正則、iPhoneアプリ「フローチャート漢方薬治療」

新見正則、じゃぁ、そろそろ減量しませんか？ 新興医学出版社、二〇一二．

新見正則、鉄則モダン・カンポウ．新興医学出版社、二〇一二．

著者紹介

松田邦夫（Kunio Matsuda）

1929 年　出生
1954 年　東京大学医学部医学科卒業
1955 年　東京大学医学部附属病院沖中内科入局
1969 年　大塚敬節先生に師事
1972 年　東京都駒込に漢方・松田医院　開業
1991 年　社団法人日本東洋医学会会長

新見正則（Masanori Niimi）

1959 年　出生
1985 年　慶應義塾大学医学部卒業
1985 年　慶應義塾大学医学部一般・消化器外科
1993 年　英国オックスフォード大学医学部博士課程
1998 年　Doctor of Philosophy 取得
2002 年　帝京大学医学部外科准教授

©2012　　第 1 版発行　2012 年 9 月 30 日

西洋医を志す君たちに贈る漢方講義（定価はカバーに表示してあります）
魅力的な授業をするために

検印省略

著者　松田邦夫
　　　新見正則

発行者　林　峰子
発行所　**株式会社　新興医学出版社**
〒113-0033　東京都文京区本郷 6 丁目 26 番 8 号
電話 03(3816)2853　FAX 03(3816)2895

印刷　大日本法令印刷株式会社　ISBN 978-4-88002-841-5　郵便振替　00120-8-191625